Kristin Snippe

Autismus – Wege in die Sprache

Kristin Snippe

Autismus – Wege in die Sprache

Schulz-Kirchner Verlag

Bibliografische Information der Deutschen Bibliothek
Die Deutsche Bibliothek verzeichnet diese Publikation in der Deutschen Nationalbibliografie; detaillierte bibliografische Daten sind im Internet über http://dnb.ddb.de abrufbar.

Besuchen Sie uns im Internet: www.skvshop.de

4., geringfügig überarb. Auflage 2022
3., unveränderte Auflage 2019
2., geringfügig überarb. Auflage 2015
1. Auflage 2013
ISBN 978-3-8248-0999-8
eISBN 978-3-8248-0939-4

Mollweg 2, D-65510 Idstein
Vertretungsberechtigter Geschäftsführer:
Dr. Ullrich Schulz-Kirchner, Martina Schulz-Kirchner
Fachlektorat: Dr. Claudia Iven
Lektorat: Doris Zimmermann
Umschlagentwurf und Layout: Petra Jeck
Umschlagfotos:
© Miredi – Fotolia.com (Titelabbildung)
© Andreas Kirsch (Foto der Autorin)
Druck und Bindung:
Plump Druck & Medien, Rolandsecker Weg 33, 53619 Rheinbreitbach
Printed in Germany

Inhalt

Für meine Eltern

und für Carsta,
ohne die mir der Autismus fremd geblieben wäre.

Einleitung

Alexander hat Autismus. Er sucht nicht die Nähe seiner Eltern und kommuniziert mit Schreien, Kratzen, Beißen und Spucken. Oft wenden sich Freunde ab, Fremde schütteln mit dem Kopf.
Nina hat Autismus. Ihre Schwierigkeiten, mit anderen Kindern in Kontakt zu treten, wurden im Kindergarten zuerst kaum bemerkt – ihre Konflikte mit Erzieherinnen und Spielkameraden später mit ihrem „schwierigen Charakter" oder der „Erziehungsunfähigkeit" ihrer Eltern begründet.
Tom hat Autismus. Schon an seinem ersten Schultag wurden die Eltern angerufen, dass sie ihn bitte abholen mögen, das Kind sei in der Gruppe nicht mehr führbar.

Eltern von Kindern mit Autismus fühlen sich mit den Besonderheiten ihres Kindes oft überfordert und alleingelassen. Autistische Kinder selbst erleben jeden Tag Ablehnung, Unverständnis, Konflikte in einer für sie chaotischen Alltagswelt. Autismus ist ein Phänomen mit einer weiten Bandbreite zwischen kaum merkbaren Besonderheiten eines Menschen und herausfordernden Extremen. Selbst für professionelle Helfer wie Ärzte, Therapeuten und Lehrer ist Autismus schwer greifbar. Auch sie stehen den betroffenen Kindern und Eltern häufig hilflos gegenüber, wodurch sich bei diesen das Gefühl des Alleinseins noch verstärkt. Dies kann so weit gehen, dass autistische Kinder im Extremfall aus Settings ausgeschlossen werden, von denen sich die Eltern eigentlich Hilfe erwarten, etwa dem Kindergarten, der Schule oder sogar der Therapie.

Was hat das mit Sprachtherapie zu tun?

Sprache und Kommunikation sind zentrale Symptombereiche bei Menschen mit Autismus-Spektrum-Störungen. Kommunikationsstörungen beeinträchtigen die soziale Teilhabe der Kinder massiv. Auch heute erreichen noch bis zu 25 Prozent autistischer Kinder keine verbale Kommunikation (KOEGEL ET AL., 2009). Bei vielen Kindern mit Autismus-Spektrum-Störungen wird die Sprachtherapie nicht rechtzeitig begonnen

oder abgebrochen. Dies wird oft damit begründet, dass die Kinder in der Therapie noch nicht „mitmachen" können. Ein weiterer Grund kann darin liegen, dass konventionelle logopädische Ansätze bei Patienten mit Autismus-Spektrum-Störungen nach klinischer Erfahrung oft nicht die erwünschte Wirkung zeigen. Dies kann damit zusammenhängen, dass Ansätze, die sich auf Kinder mit Entwicklungsverzögerungen beziehen, nicht unbedingt adäquat für Kinder mit einem völlig anderen Stil der Kognition, Wahrnehmung und Reizverarbeitung sind. Eine effektive Sprachtherapie kann Kindern mit Autismus den Weg in die Gemeinschaft mit anderen erleichtern, nicht zuletzt, da sich mit dem Erlangen sprachlicher und kommunikativer Fähigkeiten auch eine deutliche Verbesserung auf der Verhaltensebene ergibt (CARR & DURAND, 1985).
Sprachtherapeuten, die mit autistischen Kindern arbeiten, widmen sich einer erfüllenden und wichtigen Aufgabe. Kleine und große Fortschritte können Therapeuten und Eltern euphorisieren und anspornen. Stagnation und Regression der Kinder machen aber auch hilflos und frustrieren alle Beteiligten. Für die Arbeit brauchen Therapeuten Geduld, gute Nerven, Umsicht und Weitblick – und nicht zuletzt ein differenziertes Wissen um das gesamte Spektrum autistischer Störungen.

Das Buch gibt ...

- ... Impulse für die sprachtherapeutische Diagnostik bei Autismus.
- ... einen Überblick über Referenztheorien autistischer Sprachstörungen und Implikationen für eigenes methodisches Herangehen und die eigene Bewertung methodischer Richtungen.
- ... einen Überblick über Verfahren der Sprachtherapie bei Autismus, deren Grundzüge, Evidenz und Kritik.
- ... Therapie-Anregungen zu einzelnen Arbeitsbereichen.
- ... Anstöße zur Vertiefung in methodische und wissenschaftliche Richtungen.

Diese „Schatzkiste" theoretischer Überlegungen und methodischer Ansätze soll dem Leser die Orientierung im Arbeitsfeld Autismus und Sprache erleichtern und Ideen zu einer undogmatischen, patientenorientierten – und nicht zuletzt – autismusspezifischen Sprachtherapie liefern. „Das Leben mit Autismus ist eine miserable Vorbereitung für das Leben in einer Welt ohne Autismus", schreibt der autistische Autor AXEL BRAUNS (2002, S. 9). Dieses Buch bietet Therapeuten eine fundierte Vorbereitung für eine Welt mit Autismus.

1 Diagnose Autismus

Die folgenden Kapitel geben eine kurze allgemeine Einführung in das Störungsbild Autismus. Außerdem werden Entstehungs- und Referenztheorien erläutert, die auch für die Sprachtherapie zentrale Aussagen beinhalten.

1.1 Definition

Autismus wurde nach ICD10 (WHO, 1992) durch drei zentrale Kriterien definiert:

- qualitative Einschränkungen der sozialen Interaktion
- Einschränkungen in der Kommunikation
- stereotypes und repetitives Verhalten

Die Grunddiagnose wurde laut ICD10 (WHO, 1992) in drei Syndromgruppen spezifiziert:

den Frühkindlichen Autismus,
das Asperger-Syndrom
und den Atypischen Autismus.

Das aktualisierte ICD11 verzichtet auf die syndromale Klassifikation und reduziert die Kernkriterien auf zwei Bereiche. Autismus ist hier definiert durch „anhaltende Defizite in der Fähigkeit, wechselseitige soziale Interaktionen und soziale Kommunikation zu initiieren und aufrechtzuerhalten sowie durch eine Reihe von eingeschränkten, sich wiederholenden und unflexiblen Verhaltensmustern, Interessen und Aktivitäten, die für das Alter und den soziokulturellen Kontext der Person eindeutig untypisch oder exzessiv sind" (WHO, 2022 6A02). Untergeordnet werden die Autismus-Spektrum-Störungen unter die neuronalen Entwicklungsstörungen. Anstelle der syndromalen Klassifikation erlaubt das ICD11 eine genauere Beschreibung hinsichtlich Intelligenz und Sprache (Quelle: https://icd.who.int/browse11/l-m/en). Im amerikanischen System DSM-V (APA, 2013) wurden Syndromzuordnungen bereits Jahre zuvor aufgelöst – es gilt hier der Oberbegriff „Autismus-Spektrum-Störungen". Hiermit wird auch der breiten Heterogenität im Phänotyp der Störungen Rechnung getragen und dem Umstand, dass eine Syndromzuordnung keinerlei therapeutische Implikationen trägt. Die Kernsymptombereiche werden im DSM-V (APA, 2013) nur noch in zwei Kategorien eingeteilt: die Defizite der sozialen Interaktion und Kommunikation in verschiedenen Kontexten sowie die eingeschränkten und repetitiven Verhaltensmuster, Interessen oder Aktivitäten. In den Probandengruppen der ausgewerteten wissenschaftlichen

Studien, die teilweise noch veraltete Klassifikationssysteme zugrunde legen, wird nicht immer einheitlich zwischen den verschiedenen Syndromgruppen differenziert, und es liegen nicht durchgehend Daten zu den zugewiesenen Syndromen in den einzelnen Probandengruppen vor. Im Folgenden wird daher meist von „Autismus" oder „Autismus-Spektrum-Störungen" die Rede sein.

Der Begriff „Autismus" wurde erstmals von BLEULER (1911) zur Beschreibung eines Grundsymptoms der Schizophrenie eingeführt. 30 Jahre später wurde er fast gleichzeitig von KANNER (1943) und ASPERGER (1944) wieder aufgenommen, um bei Kindern Störungsbilder besonderer sozialer Isolation zu beschreiben, die nicht allein durch geistige Behinderung erklärbar waren. Das von KANNER entworfene Bild des autistischen Kindes entspricht heute tendenziell dem Frühkindlichen Autismus, die Beschreibungen ASPERGERS weitgehend dem Asperger-Syndrom. In der Praxis fallen Kinder mit Autismus heute meist zuerst durch Sprachprobleme sowie generelle Entwicklungs- und Verhaltensprobleme in der Gruppe auf. Diese können sich unter anderem äußern als:

- Einschränkungen in der auditiven Aufmerksamkeit und dem Reagieren auf Sprache (KLIN, 1991)
- Ausbleiben sprachlicher Kommunikation (TAGER-FLUSBERG ET AL., 2005)
- fehlende oder stark verminderte geteilte Aufmerksamkeit und Nachahmung (YIRMIYA ET AL., 2006)
- stereotypes Spielverhalten, das bis auf einfaches Aneinanderreihen von Gegenständen oder ein einfaches wiederholendes Funktionsspiel und Bewegungsmuster reduziert sein kann (YIRMIYA ET AL., 2006)
- aggressives Verhalten gegenüber Gleichaltrigen oder Erwachsenen (YIRMIYA ET AL., 2006)
- Rückzugsverhalten (KLIN, 1991)
- besondere „Inselbegabungen" (HEATON & WALLACE, 2004)

Heute haben von 10.000 Kindern und Jugendlichen im Alter von vier bis 15 Jahren etwa vier bis fünf Kinder Störungen aus dem Autismus-Spektrum (REMSCHMIDT, 2008). Einige Studien geben sogar eine Prävalenz von bis zu 60-100 autistischen Störungen pro 10.000 Kindern an (BAIRD ET AL., 2006). Die deutlichen Diskrepanzen zwischen den Autoren können damit zusammenhängen, dass in verschiedenen Regionen autistische Störungen je nach Dichte der autismusspezifizierten Versorgungszentren unterschiedlich oft als solche erkannt und diagnostiziert werden. Die Diagnose selbst erfolgt anhand der zuvor genannten drei Kriterien durch Screening-Fragebögen, Beobachtung im Alltag, standardisierte Interviews sowie Beobachtungsskalen in strukturierten Settings. Anhand dieser werden Verhaltensmerkmale qualitativ und quantitativ erfasst.

1.2 Entstehungstheorien

1.2.1 Genetik

Bereits KANNER (1943) vermutete hinter dem Autismus konstitutionelle Ursachen im Sinne eines angeborenen Defektes. Für eine intensive Wiederaufnahme dieser Hypothese brauchte die Wissenschaft jedoch mehrere Jahrzehnte, während derer man sich verstärkt auf psychosoziale Ursachenmodelle berief (RUTTER, 2005). Eine deutliche Wende in der Betrachtung der Ätiologie autistischer Störungen brachten FOLSTEIN & RUTTER (1977) mit ersten Zwillingsstudien. Aus diesen schlossen sie, dass ein frühkindlicher Hirnschaden, unter Umständen zusammen mit einer genetischen Disposition, die Störung hervorgerufen haben könnte. In der Weiterentwicklung ihrer Forschung vermuteten FOLSTEIN ET AL. (1999) Jahrzehnte später, dass jede einzelne Komponente des autistischen Symptombündels einzeln vererbt werde und isoliert bei Vorfahren des Menschen mit Autismus nachweisbar gewesen sein müsse. So gebe es in Familien von Kindern mit Autismus häufig Familienmitglieder, die zwar nicht die Autismus-Diagnose trügen, aber entweder eine Sprachstörung oder sozialen Rückzug oder stereotype Interessen und Verhaltensweisen aufwiesen. Diese Hypothesen spielen eine zentrale Rolle in der Frage der Unterscheidung zwischen Spezifischen Sprachentwicklungsstörungen und Sprachstörungen bei Autismus (siehe Kapitel 2.3). Die aktuellen Überlegungen zu Erbeinflüssen stützen sich vorwiegend auf Familien- und Zwillingsstudien sowie molekularbiologische Untersuchungen. BAILEY ET AL. (1995) konnten nachweisen, dass eineiige Zwillingspaare zu 60 Prozent, zweieiige Zwillingspaare nur zu fünf Prozent beide eine autistische Störung ausbildeten. Allerdings zeigten selbst eineiige Paare im Bereich der qualitativen Ausprägung der autistischen Symptome deutliche Unterschiede. Dies legt nahe, dass das Genom eine ursächliche Rolle spielt, der spätere Phänotyp jedoch von weiteren Faktoren bestimmt wird. GESCHWIND (2011) postuliert, dass nach einer rasanten Entwicklung im Bereich der genetischen Ursachenforschung während des letzten Jahrzehnts die Ätiologie von etwa zehn bis 20 Prozent der Autismus-Fälle erklärbar sei. Der Autor weist jedoch auf die Komplexität und Heterogenität des Störungsbildes hin: Die verschiedenen Eigenschaften autistischer Störungen bilden sich auf einem quantitativen Kontinuum ab, das in verschiedenen Mustern vererbt werden könne. Das Erklärungsmodell einer komplexen Genetik bedeute, dass verschiedene genetische Variationen die Disposition

PRAXISBEISPIEL

Ausprägungen von Autismus (BRAUNS, 2002, S. 9)

„Manche Autisten verleben still, in sich gekehrt ihre Tage, andere toben herum, weil ihnen die Welt durch den Kopf rennt. Manche lernen es nie, sich richtig zu bedanken, anderen kommen diese Floskeln so trefflich über die Lippen, dass der Eindruck entsteht, sie verstünden, was ihnen da herausrutscht. Manche Autisten lachen gerne und plappern viel, andere sind eher sachlich und einsilbig. Manche Autisten verzweifeln an trübsinnigen Gedanken, andere haben ihre Zelte auf der heiteren Seite des Lebens aufgeschlagen."

für eine autistische Störung verstärkten, jedoch einzeln nie voll für diese verantwortlich gemacht werden könnten. Die gleichen Variationen könnten, so GESCHWIND (2011), ebenso die Normvariationen des Phänotyps auf den Ebenen der Kognition und des Verhaltens bestimmen und würden dann eine Störung des Autismus-Spektrums begünstigen, wenn sie in ihren Ausprägungen in ungünstiger Weise zusammenspielen. Der Autor erklärt so das Auftauchen von Verhaltensweisen und Persönlichkeitsmerkmalen (z. B. Verhalten des sozialen Rückzuges) bei direkten Verwandten autistischer Menschen, die zwar schon mit dem Autismus-Spektrum assoziierbar sind, jedoch noch nicht in den Bereich des klinischen Werts gerechnet werden können.
Die Erforschung genetischer Grundlagen von Autismus-Spektrum-Störungen bildet demnach also einen wichtigen, wenn auch nicht ausschließlichen Baustein in der Erklärung des Phänomens. Hier ist auch in Zukunft ein interdisziplinärer Ansatz gefragt, der genetische Grundlagenforschung mit Erkenntnissen der Neurofunktion sowie der Entwicklungs-, Kognitions- und Verhaltenspsychologie zusammenführt.

1.2.2 Neurofunktionelle Theorien

Neurofunktionelle Theorien bilden eine besonders gute Grundlage zur näheren Erklärung autismusspezifischer Wahrnehmungs-, Kognitions- und Sprachstörungen. Im Folgenden werden verschiedene Erkenntnisse der neurostrukturellen und -funktionellen Forschung dargelegt und auf der Ebene der Funktionen von Wahrnehmung und Entwicklung eingeordnet. Kernspintomografische Studien ermöglichen heute ein genaueres Wissen über Schädigungen der Hirnstruktur und Störungen der Hirnfunktion bei Autismus. Dabei werden mittels struktureller Bilder (sMRT) Kenntnisse über die Größe und das Wachstum bestimmter Hirnareale und durch funktionelle Kernspinstudien (fMRT) Erkenntnisse über Aspekte der Funktionsabläufe im Gehirn gewonnen. Es werden hier die Theorie der verminderten neuronalen Konnektivität, die des sozialen Gehirns sowie die der Spiegelneuronen erläutert.

Die Theorie der verminderten neuronalen Konnektivität geht davon aus, dass Hirnareale und Verarbeitungsprozesse bei Menschen mit Autismus weniger miteinander in Beziehung stehen, also im Prinzip isolierter arbeiten als bei gesunden Menschen. HAZLETT ET AL. (2005) fanden mittels struktureller Studien heraus, dass das Hirnvolumen bei autistischen Kindern im Alter von zwei Jahren größer ist als bei Kontrollgruppen. Das vergrößerte Volumen betreffe sowohl die weiße Substanz, über welche die Nervenzellen in Zusammenhang stehen, als auch die graue Substanz. Eine Erklärung bietet die Hypothese eines im Vergleich zu normal entwickelten Kindern geringeren Abbaus von Nervenzellen zur Verstärkung wichtiger und Reduktion unwichtiger Verbindungen. Dies erinnert an die oft auffälligen Präferenzen autistischer Kinder, die sich im Alltag stundenlang einer sehr eigenen Auswahl von Stimuli zuwenden und später eine besondere Wahrnehmung für scheinbar irrelevante Details ausprägen können. Entgegen den Beobachtungen eines vergrößerten Volumens bei Kleinkindern zeigen Erwachsene mit Autismus weniger graue Substanz als Kontrollprobanden, besonders im Frontallappen und im Temporallappen (LAINHART, 2006). Auch fand sich bei der Betrachtung der Gyri bei Kontrollgruppen eine stärkere Faltung in der linken Hemisphäre, bei Probanden mit Autismus jedoch nicht. Mit steigendem Alter zeigte sich eine weiter reduzierte Faltung bei Menschen mit Autismus (HARDAN, 2004). Die Faltung der Hirnrinde ist ein maßgeblicher Faktor für das Volumen des kortikalen Gewebes. Die sekundäre Größenabnahme kann damit erklärt werden, dass mit dem Erwachsenwerden eine reduzierte Konnektivität zwischen den Nervenzellen der Areale zustande kommt. Einzelne Areale, die eine eher isolierte Arbeitsweise voneinander zeigen, werden weniger Impulse in andere Areale senden. Diese könnten in Folge weniger Wachstums- und Entwicklungsimpulse erhalten (MINSHEW, 2005). Die Diskrepanz zwischen den Befunden im Säuglings- und im Erwachsenenalter bildet also nur auf den ersten Blick einen Widerspruch.

Erklärungsmodell zur Entwicklung der Gehirnmasse bei Autismus

Normales Hirnvolumen bei Geburt
(geringerer Abbau von Nervenzellen zur Verstärkung relevanter Routen)

↓

Vergrößertes Volumen mit zwei Jahren
(durch reduzierte Konnektivität geringere Wachstums- und Entwicklungsimpulse an andere Hirnregionen)

↓

Verringertes Volumen bei Erwachsenen

Weitere strukturelle Studien befassen sich mit der Nachweisbarkeit der Konnektivität zwischen den Hemisphären. Hier konnte nachgewiesen werden, dass das Corpus callosum, das beide Hemisphären verbindet, bei autistischen Probanden deutlich schwächer ausgeprägt ist (CHUNG ET AL., 2004). Dem Hippocampus, der im Temporallappen beider Hemisphären angelegt ist, kommt bei der Bewertung interneuronaler Konnektivität eine besondere Bedeutung zu: Hier fließen Informationen verschiedener sensorischer Kanäle zusammen, werden verarbeitet und an den Cortex zurückgesendet. Es werden so Gedächtnisinhalte in Beziehung gesetzt und konsolidiert. Strukturelle Studien zur Größe des Hippocampus bei Autismus divergieren stark, sowohl in die Richtung einer stärkeren Ausbildung als auch einer schwächeren Entwicklung. Eine Übersicht der Ergebnisse legt eine stark altersgebundene, dynamische Entwicklung dieser Struktur nahe und erfordert weitere Studien, in denen Intelligenz, Alter und Geschlecht der Probanden, die Entwicklung über eine längere Zeit sowie die Relation der Größe des Hippocampus zu anderen Hirnstrukturen genauer betrachtet werden

Autismus-relevante Hirnregionen

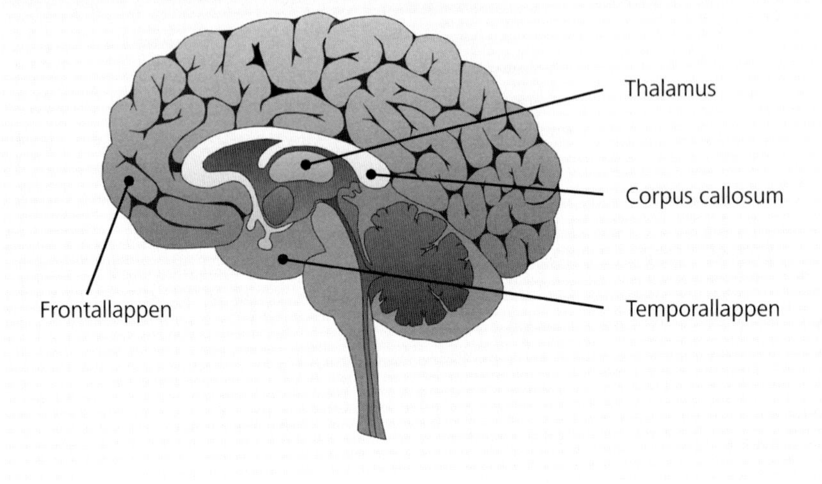

(MINSHEW, 2005). Der Thalamus als weitere Schaltzentrale für die Reizverarbeitung wirkt als eine Art Filter, der Reize afferenter Nervenfasern aufnimmt und nach Priorität an die Großhirnrinde weiterleitet. Eine Untersuchung von TSATSANIS ET AL. (2003) ergab die noch vorsichtige Interpretation verminderter Verbindungen zwischen subkortikalen und kortikalen Regionen bei Autismus. Diese Theorie kann bei der Frage einer verminderten zentralen Kohärenz (siehe Kapitel 2.2.2) eine Rolle spielen.

Bei funktionellen Studien (meist fMRT) geht man davon aus, dass die Durchblutung bestimmter Areale während einer Handlung des Probanden eine Aktivierung der Nervenzellen abbildet, die nun mit mehr Glucose und Sauerstoff versorgt werden müssen. JUST ET AL. (2004) ließen Probanden mit Autismus und eine Kontrollgruppe Entscheidungen zu zuvor präsentierten Sätzen fällen („The cook thanked the father. Who was thanked? Cook/Father"). Es stellte sich heraus, dass die Probanden mit Autismus eine deutlich höhere Aktivierung des Wernicke-Areals im linken superior-temporalen Gyrus zeigten und eine verminderte Aktivierung im linken inferior-frontalen Gyrus, dem sogenannten Broca-Areal (JUST ET AL., 2004). Die autistischen Probanden schienen also eher die einzelnen lexikalischen Items analysiert zu haben, als die Bedeutung im Sinne eines kohärenten Ganzen erfasst zu haben. Hier ergibt sich die Frage einer Ätiologie autistischer Sprachstörungen durch fehlende Konnektivität sprachlicher Hirnareale.

Die Theorie der verminderten neuronalen Konnektivität erklärt, warum es für das autistische Kind schwieriger ist, komplexes Verhalten, das die Integration mehrerer Funktionen voraussetzt, aufzubauen und anzuwenden. Das Zeigen eines Gegenstandes, um die Aufmerksamkeit eines Erwachsenen auf diesen zu lenken, erfordert folgende Teilfunktionen, die neurofunktional integriert werden müssen:

- Visuelle Perzeption (Anschauen des Gegenstandes)
- Aufmerksamkeit (Aufmerksamkeitswechsel zwischen Gegenstand und Erwachsenem)
- Motorische Planung und Umsetzung (Augen und Hand)
- Emotion (Ausdruck von Freude und Interesse)

Defizite in der genauen Abstimmung dieser Prozesse führen zu weniger erfolgreichem Verhalten, weniger Verstärkung des Verhaltens und gegebenenfalls zu einem Ausbleiben der bestärkenden Reaktion des Erwachsenen („Oh ja, schau, das grüne Auto!"). Als Teil des sozialen Netzwerkes wurden Auffälligkeiten in der Amygdala nachgewiesen. So berichten SCHUMANN & AMARAL (2006) darüber, dass Neuronen der Amygdala sowohl kleiner als auch in der Anzahl reduziert sind. Hier kann der Kern für fehlendes Wirken sozialer Verstärkung liegen (siehe Kapitel 1.3.3): Die in der normalen Entwicklung stark verstärkend wirkenden Einflüsse von Mimik, Stimme und Gesten anderer werden nur schwach empfunden. Es ergeben sich nachgeschaltete Auffälligkeiten in allen durch diese sozialen Verstärker beeinflussten Entwicklungsschritten.

Das System der Spiegelneuronen beinhaltet die inferior-parietalen sowie die inferiorfrontalen Areale, das Broca-Areal im Temporallappen, den motorischen Cortex und den Sulcus temporalis superior. Letzterer Region wird die Verarbeitung der Blickfolge und der Emotionen anderer zugeschrieben. Das Spiegelsystem wird immer dann aktiviert, wenn wir anderen dabei zusehen, wie sie Emotionen ausdrücken und Aktivitäten vollziehen. Die Kernfunktion der Imitation liegt im Funktionieren dieses Systems, sodass sich Fehlfunktionen auf die Entwicklung der Imitation und damit assoziierter Fähigkeiten wie Gestik und Sprache auswirken dürften. Da das Spiegelsystem ein Zusammenwirken verschiedener Areale voraussetzt, wird derzeit davon ausgegangen, dass sich diese Fehlfunktionen im Zuge der verringerten neuronalen Konnektivität ausbilden (IACOBONI & MAZZIOTTA, 2007).

Offen bleibt bisher die Frage, ob die hirnstrukturellen und -funktionellen Besonderheiten bei Autismus die Ursache für autistische Besonderheiten bilden oder ob sie sich erst sekundär durch die Störung ausprägen. Die genetische Verursachung von Autismus ist durch die Hypothese letztlich nicht ausgeschlossen, sondern erscheint als Grundlage für abweichende Ausbildung neuronaler Strukturen plausibel.

Tab. 1: Beispiele neuroanatomischer und -funktioneller Auffälligkeiten bei Autismus

Struktur / Prozess	Abweichung	Erklärung / Konsequenz
Hirnvolumen weißer und grauer Substanz (HAZLETT ET AL., 2005)	Bei Zweijährigen deutlich höher	Erklärung: geringerer Abbau von Nervenzellen zur Verstärkung wichtiger und Reduktion unwichtiger Verbindungen
Graue Substanz (LAINHART, 2006)	Geringeres Volumen bei Erwachsenen	Erklärung: reduzierte Konnektivität zwischen den Nervenzellen der Areale, reduzierte Impulse zwischen Arealen bei isolierter Arbeitsweise, dadurch reduzierte Entwicklungs- und Wachstumsimpulse (MINSHEW, 2005).
Corpus callosum (CHUNG ET AL., 2004)	Schwächere Ausprägung	Interhemisphärischer Austausch, evtl. Konsequenzen für Konnektivität von Sprache und visueller Verarbeitung
Hippocampus (MINSHEW, 2005)	Es existieren sowohl Studien zu stärkerer als auch zu schwächerer Ausprägung	Mögliche Konsequenzen für die Konsolidierung von Gedächtnisinhalten, Integration neuer Inhalte, Koordinierung von Gedächtnisinhalten, räumlicher Orientierung
Verbindungen subkortikaler und kortikaler Regionen, reduzierter Thalamus (TSATSANIS ET AL., 2003)	Konnektivität vermindert	Konsequenz für „Schaltzentrale" für die Reizverarbeitung als eine Art Filter, der Reize afferenter Nervenfasern aufnimmt und nach Priorität an die Großhirnrinde weiterleitet. Möglicherweise beteiligt an verminderter zentraler Kohärenz und einer eventuell beeinträchtigten Verknüpfung zwischen Semantik und phonologischen sowie lexikalischen Sprachmodulen
Wernicke-Areal und Broca-Areal (JUST ET AL., 2004)	Deutlich höhere Aktivierung des Wernicke-Areals und verminderte Aktivierung im Broca-Areal bei Satzverarbeitung	Mehr eine Analyse der einzelnen lexikalischen Items als einer in ein kohärentes Ganzes eingebundenen Bedeutung
Amygdala (SCHUMANN & AMARAL, 2006)	Verkleinerte und in der Anzahl reduzierte Neuronen	Abgeschwächte Verstärkerfunktion durch soziale Rückmeldung (Mimik, Gestik, Stimme)
Spiegelsystem (IACOBONI & MAZZIOTTA, 2007)	Verminderte koordinierte Funktion	Defizite in Imitation und den damit assoziierten Entwicklungsschritten

1.2.3 Psychosoziale Modelle

Im Folgenden werden kurz die Theorie der „Kühlschrank-Mütter", die der fehlenden sozialen Motivation sowie die der interpersonellen Entwicklung erläutert.

Zur Erleichterung vieler Familien autistischer Kinder ist die Theorie der „Kühlschrank-Mütter" in Fachkreisen längst verworfen. Trotzdem kämpfen Eltern autistischer Kinder im Familien- und Bekanntenkreis nach wie vor mit entsprechenden Vorurteilen, vereinzelt auch gegenüber Personen im Helfersystem.
BETTELHEIM (1967) äußerte mit der Theorie der „Refrigerator-Mothers" die Vermutung, dass sich Autismus durch eine emotionale Vernachlässigung seitens der Mutter begründen lasse. Seine psychoanalytische Betrachtung ging davon aus, dass die emotional unterkühlte Mutter dem Kind zu wenig Aufmerksamkeit und Wärme entgegengebracht habe, sodass sich die Symptome stereotypen Verhaltens und die Entwicklungsverzögerungen als logische Konsequenz ausprägen mussten. Er bedachte noch nicht, dass ein zurückhaltendes Kontaktverhalten mancher Eltern zu ihren autistischen Säuglingen und Kleinkindern eine entgegengesetzte Kausalität haben könnte. So ist die unterlassene Beanspruchung des Kindes durch Nähe und Kontaktversuche möglicherweise eine Reaktion der Eltern, wenn enger Kontakt das Kind eher zu irritieren als zu beruhigen scheint.
Die Hypothese der fehlenden sozialen Motivation (DAWSON ET AL., 1998) beschreibt den Mangel eines positiven Erlebens menschlicher Kontakte seitens des autistischen Kindes. Es wird angenommen, dass Kinder mit Autismus soziale Stimuli nicht als belohnend empfinden. Entsprechend bleiben, so die Autoren, Entwicklungsschritte, die normalerweise durch Lob und Aufmerksamkeit der Eltern katalysiert werden, auf der Strecke. SCOTT-VAN ZEELAND (2010) konnten dieses verminderte Ansprechen auf soziale Stimuli in einer Studie mittels Bildgebung hirnphysiologischer Prozesse belegen. Auch die Befunde von SCHUMANN & AMARAL (2006) bezüglich der verringerten Amygdala (siehe Kapitel 1.3.2) können als Beleg herangezogen werden. ROGERS & PENNINGTON (1991) machen in ihrem Modell der interpersonellen Entwicklung frühe Störungen der Imitation seitens des autistischen Säuglings und Kleinkindes für die Entwicklungsstörungen verantwortlich. Hierdurch bilde sich keine Synchronisierung zwischen Kind und Eltern (siehe auch Kap. 2.2.1) mit Abstimmung der emotionalen Ebene aufeinander aus. Die Eltern des Kindes können, so die Autoren, die emotionalen Zustände des Kindes schwerer spiegeln, was in ein gegenseitiges Nichtverstehen münde und sich auf die sprachliche und nichtsprachliche Kommunikation beider Seiten auswirke. Die Theorien der fehlenden sozialen Motivation und der interpersonellen Entwicklung bilden den Grundstein zum therapeutischen Ansatz des „Early Start Denver Model" (ESDM, siehe Kapitel 4.3).

2 Sprache und Autismus

2

Dieses Kapitel widmet sich dem Spracherwerb von Kindern mit Autismus in Kontrastierung zu normal entwickelten Kindern. Dabei wird zwischen interaktiv-kommunikativen und kognitiven Theorien unterschieden. Schließlich erfolgt eine Abgrenzung der Sprachstörungen von Kindern mit Autismus zu denen von Kindern mit Spezifischen Sprachentwicklungsstörungen. Hieraus ergeben sich Kernfragen für die weitere Forschung im Bereich autismusspezifischer Sprachstörungen sowie die Entwicklung und Überprüfung autismusspezifischer Methodik in der Sprachtherapie.

Schließlich wird skizziert, inwiefern Bilingualität bei sprachgestörten Kindern mit Autismus eine zusätzliche Schwierigkeit darstellen könnte. Außerdem widmet sich das Kapitel dem Bereich der Schriftsprachentwicklung autistischer Kinder.

2.1 Grundfunktionen des ersten Spracherwerbs gesunder Kinder

Dass die Sprachentwicklung gesunder Kinder nicht nur leicht und scheinbar anstrengungsfrei geschieht, sondern auch einem für alle Sprachen gemeinsamen zeitlichen und inhaltlichen Ablauf folgt, lässt darauf schließen, dass es sich um eine dem Menschen instinktive Entwicklung handelt. Der Mensch, so PINKER (1994), verfügt über einen sogenannten „Sprachinstinkt".

ZOLLINGER (2000) unterteilt die Perspektiven, aus denen Sprachentwicklung betrachtet werden kann, in drei Bereiche – den des Interaktionismus, den des Kognitivismus und den des Sprachnativismus. Der Interaktionismus untersucht die kommunikativen und pragmatischen Aspekte der Sprachentwicklung und konzentriert sich besonders auf das vorsprachliche Stadium. Der Kognitivismus untersucht die Entwicklung von Sprache als Repräsentation von Realitäten und hinsichtlich der dafür notwendigen kognitiven Entwicklungsschritte. Der Sprachnativismus bezieht zusätzlich die Struktur komplexer Sprache (Syntax, Morphologie) mit ein. ZOLLINGER (2000) betrachtet diese verschiedenen Herangehensweisen nicht als einander widersprechend, sondern in Ergänzung zueinander. Jede Perspektive stelle ein anderes Stadium der Sprachentwicklung dar.
Da beim Autismus bisher besonders Studien zu Auffälligkeiten in den Bereichen der Interaktion und kognitiver Prozesse veröffentlicht sind, wird sich die Skizzierung des ersten Spracherwerbs vor allem auf den Interaktionismus und den Kognitivismus konzentrieren. Außerdem wird hier lediglich die Entwicklung bis zum Wortschatzspurt mit etwa zwei Jahren beschrieben, da diese gerade für die nicht sprechenden Kinder mit Autismus als kritischer Zeitraum für die Entwicklung von Sprache gilt.

Die Erläuterung von Forschungsergebnissen auf weiteren strukturellen Ebenen der Sprache erfolgt in Kapitel 6 direkt im Zusammenhang mit der symptombezogenen Therapie.

Phasen und Perspektiven der sprachlichen Entwicklung nach Zollinger (2000)

Phase 1: Interaktionismus

Phase 2: Kognitivismus

Phase 3: Sprachnativismus

Von Geburt an sind Menschen in ein soziales System eingebunden und befinden sich fast pausenlos in Interaktion miteinander. Die Verarbeitung der Information, die uns Gesichter und Stimmen geben, sowie das Verstehen von Regeln der Interaktion miteinander sind deshalb eine der wichtigsten ersten Entwicklungsaufgaben eines Säuglings. Schon bald nach der Geburt zeigen Säuglinge eine Vorliebe für Stimmen. Bereits mit einem Alter von vierundzwanzig Stunden bevorzugen sie die Stimme der Mutter und zeigen auch für die Stimme des Vaters gegenüber anderen Stimmen eine signifikante Präferenz (OCKLEFORD ET AL., 1988).
PEGG ET AL. (1991) wiesen bei Säuglingen im Alter von sieben Wochen bereits eine Bevorzugung kindgerichteter Sprache (auch: Motherese – strukturell vereinfachte Sprache mit besonders starker Betonung) gegenüber erwachsenengerichteter Sprache nach – und zwar unabhängig vom Geschlecht des Sprechers. SZAGUN (2008) differenziert hinsichtlich des elterlichen Sprachangebots an Kinder und Säuglinge sogar zwischen kindgerichteter Sprache und babygerichteter Sprache.

Merkmale babygerichteter Sprache nach SZAGUN (2008)

- Sprechen in höherer Tonlage
- insgesamt größerer Frequenzbereich der Töne, extremere Maxima und Minima
- starke Variabilität in der Tonlage, schnelleres Wechseln zwischen hoch und niedrig
- ansteigende Intonation ist häufiger
- stereotype melodische Konturen
- längere Pausen
- klare Segmentation
- langsamere Sprechgeschwindigkeit

Auch das Erkennen der eigenen Sprache anhand prosodisch-rhythmischer Parameter ist Neugeborenen bereits möglich (NAZZI ET AL., 1998). Für die Wahrnehmung menschlicher Gesichter zeigen Säuglinge ebenfalls Präferenzen: Bereits neun Minuten nach der Geburt bevorzugten Neugeborene Gesichter gegenüber anderen visuellen Stimuli (GOREN ET AL., 1975). Das Neugeborene erkennt bekannte Gesichter und zieht sie unbekannten vor (BUSHNELL ET AL., 2001). Spätestens ab dem vierten Lebenstag bevorzugen Neugeborene das Gesicht der Mutter, wobei sie zuerst noch die Haare für das Erkennen mit einbeziehen (PASCALIS ET AL., 1995). Die Drehung des Kopfes, bei der nur noch dreiviertel des Gesichts zu sehen sind, bereitet den Kindern keine Schwierigkeiten (TURATI ET AL., 2007).

Es ist leicht erkennbar, dass bereits Neugeborene Spezialisten für die Wahrnehmung von Gesichtern, Stimmen und Sprache sind und sich diesen Reizen bevorzugt zuwenden, um die erste Grundlage für das Bestehen in menschlicher Interaktion zu schaffen. Säuglinge ziehen vom ersten Tag an die Aufmerksamkeit ihrer Eltern auf sich. Anfangs geschieht dies durch die verschiedenartigen Reflexe des Kindes, später durch intentionales Agieren und Reagieren. Säuglinge sind also auch in ihren ersten Lebenswochen keine passiven Empfänger, sondern dirigieren dank ihrer sprachspezifischen Präferenzen und Reflexe ein komplexes Gefüge erster Sozialkontakte. Das Temperament des Kindes beeinflusst die Reaktionen seines sozialen Umfeldes, sodass es die Ansprache und Fürsorge erhält, die seinen individuellen Bedürfnissen entsprechen.

Auch erstes, noch reflexhaftes Verhalten des Säuglings versteht das erwachsene Gegenüber bereits als Kommunikation. Auf Weinen, Schreien und Vokalisierungen ihres Kindes reagieren Eltern nicht nur, indem sie das vermutete Bedürfnis stillen, sondern auch, indem sie dem Kind ihre Interpretation der empfangenen kommunikativen Botschaft verbal und stimmlich zurückmelden, lang bevor es der Säugling sprachlich verstehen kann.

Eltern führen ihre Kinder bereits ab den ersten Lebenswochen in die Struktur späterer sprachlicher Kommunikation ein. Sie synchronisieren sich hinsichtlich ihrer Zuwendung, des Blickkontakts und ihrer Vokalisierungen mit dem Neugeborenen und passen sich den Aufmerksamkeitszyklen ihres Kindes an (ZOLLINGER, 2000). CAULFIELD (1995) vergleicht die Reziprozität zwischen Bezugsperson und Säugling mit einem „intrinsischen Tanz“. Dieser Vergleich findet sich auch in der Aufmerksamkeits-Interaktionstherapie (Kapitel 4.5) wieder. PAPOUSEK & PAPOUSEK (2002) beobachteten, wie Eltern die frühen Interaktionen mit ihrem Neugeborenen modulieren: Lange bevor das Kind zum „Turn-Taking“ fähig ist, stellen Eltern Neugeborener immer wieder Situationen her, die ein „Turn-Taking“ erfordern und stimulieren. Sie eröffnen und schließen Interaktionsphasen ab, während der Säugling diese zeitlich noch nicht willkürlich moduliert. Sie geben Impulse zu Vokalisierungen und unterbrechen ihre Ansprache, um dem Kind Raum zu geben, sobald es eine Reaktion zeigt. Hierbei zeigen Erwachsene eine beachtliche Variationsfähigkeit und Geduld, dem Säugling gegenüber in Vorleistung zu gehen. Sie präsentieren dem Kind attraktive Spielzeuge und Aktionen, spielen mit Erwartung und Überraschung und erfinden einfache Interaktionsspiele wie Kitzel- und Guckguck-Spiele.

„Turn-Taking" aus sprachtherapeutischer Perspektive

Das „Turn-Taking" organisiert Konversationen (sowohl verbaler als auch nonverbaler Art) so, dass ein Sprecherwechsel stattfinden kann und die Kommunikation zwischen den Beteiligten in abwechselnder Art stattfindet. Die Beteiligten bemerken in einer Interaktion intuitiv, wenn ein „Turn" ihres Gegenübers beendet ist und Raum für den eigenen Beitrag besteht, sodass das Überlappen, z. B. gleichzeitiges Sprechen, minimiert wird. Säuglinge erleben „Turn-Taking" bereits in ersten Interaktionsspielen mit ihren Eltern.

Eltern stellen also ab der Geburt ihres Kindes in diesen Spielen und Interaktionen Synchronie und Reziprozität her, sodass der Säugling in diese Zyklen hineinwachsen kann, bis die dialogische Sprache in der späteren Entwicklung diese Kompetenzen erfordert. ZOLLINGER (2000) weist darauf hin, dass bereits in der Interaktion mit Zweijährigen beide Seiten so auf den anderen bezogen sind, dass die Kinder ihre Äußerungen dem Verstehen des Gegenübers anpassen. Dies wird ihnen durch die Rückmeldungen des Partners ermöglicht. Säuglinge und Kleinkinder verfügen also über eine besondere Sensibilität für Störungen der Kommunikation sowie über die Kompetenz, durch Modulation ihrer Äußerung Reparatur missglückter Kommunikation zu leisten. Auch das Lautieren des Säuglings von den ersten Gurrlauten bis zu Vokalen und Konsonanten oder dem Spielen mit Silben bis zum Lautieren erster Wörter wird von den Vokalisationsspielen zwischen Kind und Erwachsenem ständig stimuliert.

Die Anhänger des Kognitivismus verfolgen in der Betrachtung der Sprachentwicklung eine grundlegende Frage: Wie groß ist die Bedeutung des Denkens, also der Kognition, für den Spracherwerb? Wie können Sprache und Kognition auseinandergehalten werden, in welcher Beziehung stehen sie und wie beeinflussen sie sich?
Nach den Vertretern des holistischen Ansatzes ergibt sich die Sprache aus einem Wechselspiel kognitiver Prinzipien. In der schwächeren Version stellen kognitive Repräsentationen zumindest noch den Ausgangspunkt sprachlicher Ontogenese dar. Die Autonomiehypothese hingegen (z. B. CHOMSKY, 1959) betont die Modularität der Sprache. Auch wenn die Sprache ein eigenständiges Subsystem darstelle, so SCHWARZ (1996), stelle sich die Frage nach Unterschieden zwischen struktureller und prozeduraler Modularität und möglicher Interaktion mit anderen Modulen.

Modularität der Sprache (SCHWARZ, 1996, S. 25)

„Die Modularität besagt also, daß der menschliche Geist nach dem Prinzip der Arbeitsteilung funktioniert, d. h. so organisiert ist, daß verschiedene Subsysteme verschiedene Funktionen ausüben. So kann ein Modul für das Erkennen von Gesichtern verantwortlich sein, ein anderes für das Erkennen geschriebener Wörter. Die Effektivität und Komplexität unseres Verhaltens erklärt sich aus den wechselseitigen Beziehungen der Kenntnissysteme."

Die erfolgreiche Entwicklung von Sprache erfordert nach STEFANATOS & BARON (2011) einige vorsprachliche kognitive Vorläuferfunktionen.

Kognitive Vorläuferfähigkeiten zur Sprachentwicklung nach STEFANATOS & BARON (2011)

1) das Erkennen der Artgenossen und ihres Verhaltens sowie die Differenzierung zwischen Lebewesen und Objekten
2) Systeme und Prozesse, mit denen das Kind an die soziale Umwelt anknüpft – z. B. Intention, das grundlegende Erkennen der Gedanken, Gefühle und Absichten des anderen („Theory of Mind") sowie die Motivation, diese Gedanken, Gefühle, Interessen und Intentionen anderer zu teilen
3) die Kompetenz, Sprachlaute zu decodieren und zu encodieren
4) die Kompetenz, auditorische und visuelle Information in eigene motorische Aktivität zu übersetzen (Imitation)
5) funktionale Prozesse der Repräsentation, Kategorisierung und Assoziation (z. B. Bilden von Konzepten, Erkennen semantischer Merkmale, Prototypenbildung, Verknüpfung von Wortlaut und semantischem Inhalt)
6) effiziente und effektive Funktionen der Aufmerksamkeit und des Gedächtnisses

Säuglinge müssen also lernen, Objekte zu erkennen und Handlungen und Bewegungen nachzuvollziehen. Sie lernen, ihre Umwelt als stimmiges Ganzes wahrzunehmen und mit ihrer Aufmerksamkeit den relevanten Reizen zu folgen. ZOLLINGER (2000) meint, dass das Kind eine Vorstellung der Realität haben müsse, ehe es Worte erwerben könne, die sich darauf beziehen. Den Grundbaustein für den Aufbau des Wortschatzes bildet dann die semiotische Funktion.

Semiotische Funktion

Die semiotische Funktion ist beim Kind die Fähigkeit, sich die Wirklichkeit mithilfe von Symbolen vorzustellen, die losgelöst sind von dem, was sie bedeuten (Arbitrarität).

PIAGET (1969) sieht den Aufbau einer ersten semiotischen Funktion in der Entwicklung innerer Repräsentationen. Nachdem der Säugling erste motorische Nachahmungen in reiner Echopraxie vollzieht, wird nach und nach eine willkürliche und verschobene Nachahmung erreicht. In dieser ersten imitativen Gestik bestehe der Beginn des Bedeutungsträgers einer Aktion. Als Grundstein für Repräsentationen von Gegenständen nennt er die Entwicklung der Objektpermanenz. Das Kind erkenne, dass auch Gegenstände, die es aktuell nicht wahrnehmen könne, existieren. Als sichtbare Zwischenstufen auf dem Weg zur inneren Repräsentation gelten nach PIAGET (1969) neben dem Suchen nach Gegenständen auch das Symbolspiel sowie das Verstehen und Anferti-

gen von Zeichnungen. BAILLARGEON (1987) weist nach, dass bereits Säuglinge mit drei Monaten erste Ansätze einer Objektpermanenz entwickelt haben.
PIAGET (1969) betont, dass das Kind eine interne Repräsentation eines Gegenstandes erst dann erworben habe, wenn es einen Gegenstand nicht dort suche, wo er ihn zuletzt verschwinden sah, sondern eine Folge unsichtbarer Ortswechsel (der Gegenstand wird in der verschlossenen Hand an verschiedene Orte gebracht) nachvollziehen könne. Dieses dürfe nicht verwechselt werden mit dem ersten Suchen von Gegenständen nach deren Verschwinden, das sich als einfache Handlungsabfolge und Reaktion auf das Verschwinden erklären lasse. Ähnlich seien auch erste Wörter des Kindes noch als bloße Handlungsschemata ohne echte repräsentative Funktion zu erklären. Diesem Ansatz kommt im Wortschatzaufbau, genauer in der bedeutenden Phase der Wortschatzexplosion, besondere Bedeutung zu. BOGDASHINA (2005) beschreibt den Weg von der Perzeption zur Repräsentation als einen Grundstein der Sprachentwicklung.

Stufen der Repräsentationsentwicklung (BOGDASHINA, 2005)

1) Stimulus
2) Wahrnehmung
3) Interpretation
4) Verständnis
5) Repräsentation

Dieses Modell legt nahe, dass das Kind durch Wahrnehmen und dann durch das Verstehen seiner Umwelt zu einer Repräsentation derselben gelangt. Für den Wortschatzaufbau in Kapitel 6.2 bilden die einzelnen Schritte der Repräsentationsentwicklung die Basis der Theorie eines möglichen Verharrens auf der Stufe der sensorischen Wahrnehmung bei Kindern mit Autismus.
Das Lernen von Wörtern erfordert nicht nur das Teilen der Aufmerksamkeit mit dem direkten Gegenüber (geteilte Aufmerksamkeit oder „Joint Attention"), sondern auch der Aufmerksamkeit anderer Personen zu folgen und auf Hinweisreize zu reagieren, die die Aufmerksamkeit lenken. Das Kind muss also erkennen, auf welchen Gegenstand oder welche Aktion sich die Äußerung des Erwachsenen bezieht. Das schnelle Wortlernen ab dem ungefähr zweiten Lebensjahr wird auch als „Fast-Mapping" (CAREY & BARTLETT, 1978) bezeichnet. Während dieser Entwicklungsphase beschränken sich die Bezugspersonen des Kindes nicht etwa darauf, Phänomene zu benennen, die im aktuellen Fokus des Kindes stehen. Etwa 50 Prozent der spontanen, kindgerichteten Äußerungen der Erwachsenen beziehen sich auf Dinge, denen das Kind gerade keine Aufmerksamkeit spendete (HARRIS ET AL., 1983). Die Kinder können sich in diesen Situationen also nicht auf die zeitgleiche Wahrnehmung von visueller Perzeption und Wortlaut verlassen, sondern müssen mit ihrer Aufmerksamkeit dem Erwachsenen in seinen Handlungen, Blickrichtungen und Zeigegesten folgen, um herauszufinden,

auf was sich die Äußerung bezog. Kinder können nach BALDWIN (1993) mit neunzehn Monaten diese Aufmerksamkeitsfolge in ihr Wortlernen mit einbeziehen. Ist ein Wort einmal mit einer Bedeutung verknüpft, benötigen Kleinkinder im ersten Ausprobieren des Gelernten die Rückmeldung ihrer Umwelt, um die Richtigkeit dieser Verknüpfung zu überprüfen und gegebenenfalls zu korrigieren (HORST & SAMUELSON, 2008). Auch diese Prozesse werden in den Schwierigkeiten der Wortschatzentwicklung autistischer Kinder in Kapitel 6.2 wieder zur Sprache kommen.

Die Fähigkeit, Sprache kommunikativ, also intentional, einzusetzen, erfordert eine noch breitere gemeinsame Verständnisbasis zwischen Kind und Gegenüber. Nach TOMASELLO (2008) liegt dem Prinzip der Intentionalität zugrunde, dass die Person versteht, dass ein Ziel mit anderen gemeinsam erreicht werden kann. Das Kind muss also zunächst wissen, dass es andere Menschen an einer Zielerreichung beteiligen kann. Im zweiten Schritt muss es verstehen, welche Menschen ihm bei welchen Aufgaben behilflich sein können (z. B. ist die Mutter größer und kann an die auf dem Regal stehende Bonbondose heranreichen). Als zweite notwendige Kompetenz nennt TOMASELLO (2008) die sogenannte „Theory of Mind". Sie beschreibt die Fähigkeit, die Gefühle, Absichten, Ideen und Erwartungen anderer zu vermuten oder zu „erfühlen". Es geht also um eine Perspektivübernahme zum Gegenüber, ein „Sichhineinfühlen". Dieses ermöglicht es uns, im sozialen Kontext adäquat und adressatengerichtet zu agieren. Das Kind muss die Gefühle und Absichten seines Gegenübers in ihren Grundzügen erahnen oder erspüren können. Es muss erkennen, ob die Mutter gewillt ist, ihm zu helfen, oder warum die Mutter nicht reagiert (hat sie es nicht gehört oder ist sie verärgert?), um eventuelle Reparatur in der Kommunikation leisten zu können.
Die Aspekte der geteilten Aufmerksamkeit („Joint Attention") und der „Theory of Mind" bilden demnach die Grundlage für Zusammenwirken und Anteilnahme zwischen Gesprächspartnern – sowie die Basis für Verstehen und adressatengerichtetes Senden einer sprachlichen Botschaft unter Antizipation der Beziehungs- und Aufforderungsaspekte. Gerade in sprachlich ambigen Äußerungen sind Gesprächspartner auf diese Fähigkeiten angewiesen, um das Gesagte korrekt interpretieren zu können.
ASTINGTON & BAIRD legten 2005 einen Tagungsband zur Frage vor, wie die „Theory of Mind" mit der Sprachentwicklung zusammenhängt und ob ihre Entwicklung von sprachlichen Kompetenzen abhängt. Die Autoren weisen darauf hin, dass die „Theory of Mind" und die Sprachentwicklung komplexe Systeme darstellen, die aus mehreren Modulen aufgebaut sind, die wiederum in vielfältigen Beziehungen zueinander stehen. FODOR (1992) postuliert, dass – ähnlich wie Sprache – auch die „Theory of Mind" als eigenständiges Modul dem Menschen als Anlage mitgegeben werde. Die „Theory of Mind" sei nicht auf die Entwicklung von Sprache angewiesen und werde vielmehr erst ab einem bestimmten Sprachniveau beobachtbar.

Außer der These, dass die „Theory of Mind" sehr wohl auf kognitiven Kompetenzen beruhe, die wiederum nur durch Sprache aufgebaut werden könnten (FRYE ET AL., 1989), steht FODORS Ansatz die Vermutung entgegen, dass die „Theory of Mind" erst durch die Verarbeitung empfangener sprachlicher Informationen konstruiert wird (GOPNIK & WELLMAN, 1994). Sprache stellt in diesem Fall also die notwendige Information zur Verfügung, die das Kind braucht, um Perspektiven anderer zu erkennen und zu verstehen. Es ist außerdem möglich, dass Kinder diese Kompetenz nur durch die Partizipation an Konversationen erfolgreich aufbauen können. HARRIS (1999) betont, dass Kinder in der Konversation mit anderen ständig Hinweise darauf erhalten, dass verschiedene Menschen verschiedene Dinge wissen, wollen oder empfinden. NELSON ET AL. (1998) ziehen dem Begriff der „Theory of Mind" den der „Community of Minds", einer mentalen Gemeinschaft, vor. Ein Kind betrete diese Gemeinschaft durch Sprache und Konversation. O'NEILL (2005) zieht hier eine starke Verbindung zur Pragmatik des Kindes. Zentrale Kompetenz für die Partizipation in dieser Gemeinschaft sei neben dem Wissen, welche Information anderen bekannt sei, zu ahnen, welche Themen das Gegenüber als relevant und interessant empfinden könnte. DE VILLIERS (2005) zeigt, dass gehörlose Kinder hörender Eltern Defizite im Aufbau der „Theory of Mind" haben, während gehörlose Kinder gehörloser Eltern diese nicht aufweisen. Der rege sprachliche Austausch mit ihren Bezugspersonen scheint den Aufbau dieser Kompetenz also durchaus zu erleichtern. ASTINGTON & BAIRD (2005) geben weitere differenzierte Ansätze darüber, wo einzelne semantische und syntaktische Strukturen und Prozesse den Aufbau einer „Theory of Mind" unterstützen könnten. Sie kommen zu dem Schluss, dass es offensichtlich sowohl genetische als auch in der Umwelt liegende Faktoren gebe und dass die Genetik sicher eine frühe Rolle in der Entwicklung dieses Konstrukts spiele – während Sprache und Umweltfaktoren bei der weiteren Entwicklung eine immer wichtigere Rolle spielten. Die Diskussion um die „Theory of Mind" bildet gerade für die Ausbildung narrativer und höherer dialogischer Kompetenzen zentrale therapeutische Implikationen, auch für die interdisziplinäre Zusammenarbeit zwischen Sprachtherapie und Psychologie (Kapitel 6.4).

Die Organisation lexikalischer Einheiten im durch das „Fast-Mapping" entstehenden Wortschatzspurt erfolgt unter anderem nach phonologischen und semantischen Aspekten (SZAGUN, 2008). Das Kind muss also Zugehörigkeiten zu semantischen Kategorien (z. B. „Tiere") und deren Abgrenzungen erkennen. Begriffe können in einzelne Merkmale untergliedert werden, Kategorien enthalten „Prototypen" als typische Vertreter sowie eher periphere Mitglieder (z. B. Vögel: Amsel vs. Pinguin). Während der Sprachentwicklung können in der Bildung dieser Organisation sowohl Überdehnung (alle haarigen Tiere werden als Katze bezeichnet) als auch Reduzierung (nur die schwarze Katze wird als Katze bezeichnet) beobachtet werden. BOGDASHINA (2005) betont, dass die Wortschatzentwicklung einer ständigen Reorganisation unterliegt, die Kategorien werden differenzierter und die Assoziationen zwischen lexikalischen

Einträgen (z. B. auch situativer Art) mannigfaltiger. Mögliche Konsequenzen einer gestörten Organisation lexikalischer Einträge nach semantischen Merkmalen bei Autismus finden sich in Kapitel 2.2.2.

Um in der Frage zum Zusammenhang zwischen Kognition und Sprache den Kreis zu schließen, stellt ZOLLINGER (2000) auf der Basis der Betrachtung von Kindern mit geistiger Behinderung sowie mit Spezifischen Sprachentwicklungsstörungen einige Grundthesen zu gestörter Sprache und der Beziehung zur Kognition auf. Dies wirft die Frage auf, ob diese Thesen auch auf den Zusammenhang zwischen Sprache und Interaktion generalisierbar sind.

Gestörte Sprache und Kognition (ZOLLINGER, 2000)

1) Es existieren kognitive Fähigkeiten, die sich unabhängig von Sprache entwickeln, die Sprachentwicklung nicht stören und von einer gestörten Sprachentwicklung nicht beeinflusst werden.
2) Es scheint kognitive Fähigkeiten zu geben, die für den Spracherwerb unerlässlich sind, bei deren Behinderung sich die Sprache nicht normal entwickeln kann.
3) Es gibt Aspekte der Sprache, die eigenständig entwickelt werden und dementsprechend auch spezifisch gestört sein können.

2.2 Spracherwerb bei Autismus

In ersten Beobachtungen zur Sprache von Kindern mit frühkindlichem Autismus merkt KANNER (1951) an, dass die Sprache dieser Kinder nicht der interpersonellen Kommunikation zu dienen scheine. Bis zu 25 Prozent der autistischen Kinder zeigen kurz nach Erreichen der ersten Wörter eine sprachliche Regression (KURITA, 1985), bis zu 25 Prozent erreichen außerdem keine verbale Kommunikation (KOEGEL ET AL., 2009).
Die frühe Diagnostik gestörter Sprachentwicklung, die Hypothesenbildung möglicher Gründe für diese Störung sowie der Aufbau individueller Maßnahmen setzen ein Wissen um die spezifischen Bedingungen des Spracherwerbs bei Autismus voraus.

2.2.1 Interaktiv-kommunikative Theorien

Da die Diagnose Autismus in der Regel nicht im Säuglings-, sondern frühestens im Kleinkindalter gestellt wird, handelt es sich bei einem Großteil der Säuglingsstudien um retrospektive Ergebnisse. Wenn im Folgenden von „Säuglingen mit Autismus" gesprochen wird, sind damit Säuglinge gemeint, bei denen erst im späteren Verlauf Autismus diagnostiziert wurde. Es werden im Folgenden mögliche Störungen in den interaktiv-kommunikativen Prozessen der Sprachentwicklung autistischer Kinder er-

läutert. Hierzu gehören die fehlende Spezifizierung auf soziale Reize sowie die Sprach-Aversions-Hypothese, die in Kapitel 4.4 therapeutische Konsequenzen trägt.
Bereits bei sechs Monate alten Säuglingen mit Autismus wiesen CLIFFORD & DISSANAYAKE (2009) Abweichungen im Blickkontakt nach. Kinder mit Autismus zeigen außerdem Schwierigkeiten in der Orientierung zu Sprachlauten (BEBKO ET AL., 2006). Die Präferenz für die menschliche Stimme gegenüber anderen Tönen und Geräuschen scheint bereits bei Säuglingen zu fehlen (KLIN, 1992; OSTERLING & DAWSON, 1994). Auch im Bereich der visuellen Wahrnehmung und Verarbeitung von Gesichtern zeigen autistische Kinder bereits früh Defizite (CARVER & DAWSON, 2002). Das Interesse für Gesichter scheint insgesamt schwächer zu sein (VOLKMAR, 1987). Säuglinge mit Autismus kommen also offensichtlich gegenüber normal entwickelten Kindern nicht als Spezialisten für Gesichter, Stimme und Sprache auf die Welt.
Den fehlenden Blickkontakt massiv zurückgezogener, nicht sprechender autistischer Kinder erklärt WHITTAKER (2011) mit der Sprach-Aversions-Hypothese. Diese Kinder, bei denen außerdem oft stereotypes Wedeln mit den Händen und Jaktieren (Hin- und Herwälzen des Kopfes oder des Körpers) zu beobachten seien, zeigen laut seiner Studie aversive Reaktionen auf komplexe Sprache. Diese Reaktionen zeigten sie aber nicht gegenüber einer räumlich distanzierten Person, die nicht spreche oder lediglich das Lautieren des Kindes imitiere. WHITTAKER erklärt dies mit einer Störung der auditiven Verarbeitung und Wahrnehmung. Das Kind verstehe die angebotene Sprache nicht, nehme sie eventuell sogar als Lärm wahr (gestörte sprachliche Decodierung siehe Kapitel 6.1 und gestörte Reizverarbeitung Kapitel 2.2.2).

PRAXISBEISPIEL

Sprachaversion
(GRANDIN & SCARIANO, 1986, S. 149)
„Manchmal konnte ich Sprache hören und verstehen, in anderen Situationen erreichte mich Sprache jedoch wie das unerträgliche Geräusch eines herbeirauschenden Zuges."

Als Reaktion auf dieses Stresserleben ziehe es sich aus dem sozialen Kontakt zurück. Auch aversives Reagieren des Kindes sei erklärbar. Die Herstellung von Blickkontakt in Kombination mit übertriebener Mimik und einer stark modulierten, an das Kind gerichteten Ansprache wird ein normal entwickeltes Kind stets für sein Gegenüber interessieren. Ein autistisches Kind mit Sprachaversion nehme dies, so WHITTAKER (2011), stark ambivalent wahr. Es könne sich zwar für die Mimik und Gestik seines Gegenübers interessieren, sobald es aber Blickkontakt aufnehme, würde es eine negative Konsequenz durch die daraus resultierende Ansprache durch den Erwachsenen erfahren. Diese sei dem Kind aufgrund seiner Verarbeitungsstörung so unangenehm, dass es die Aufnahme von Blickkontakt vermeide. Neben einer Störung der auditiven Verarbeitung könnte auch hier eine interpersonale Dynamik beteiligt sein: Säuglinge mit Autismus zeigen bereits vor dem ersten Lebensjahr atypische Vokalisierungen (SHEINKOPF ET

AL., 2000). Da die Autismus-Diagnose im Baby-Alter noch nicht gestellt werden kann, untersuchte man zur frühen Entwicklung der Lautsprache Geschwister autistischer Kinder. Diese zeigen aufgrund der hohen Heredität der Störung ein höheres Risiko für eine autistische Störung. Geschwisterkinder, die im Säuglingsalter mehr nichtsprachliche Laute, weniger Konsonanten und nicht den üblichen Lautierungsmustern entsprechendes Lallen zeigten, wurden später mit größerer Wahrscheinlichkeit tatsächlich als autistisch diagnostiziert (PAUL ET AL., 2011). Während das Kind also eigene, nicht dem Phonem-Inventar der Zielsprache zugehörige Laute produziere, werde seine Bezugsperson diese unter Umständen zugunsten der Produktion der korrekten Sprachlaute nicht weiter verstärken. Es finde also nicht nur eine Unterbrechung der ersten dyadischen nichtsprachlichen Kommunikation, sondern auch des gegenseitigen Imitierens statt. Die Konsequenzen liegen nach WHITTAKER (2011) nicht nur in der verzögerten oder ausbleibenden sprachlichen Entwicklung, sondern ebenso in einer Störung der sozialen, emotionalen und kognitiven Entwicklung. Bereits im zweiten Lebensjahr hätte dieses Kind keine wiederholte Erfahrung im Timing von Interaktionen und gemeinsamer Erfahrung, die schließlich die geteilte Aufmerksamkeit („Joint Attention") herstellen. Die Isolation des Kindes sei also eine Folge der gestörten Verarbeitung normaler, intuitiver kindgerichteter Ansprache („Motherese"). WHITTAKER (2011) betont, dass eine Bezugsperson, die dem Kind still oder mit dessen eigenen Lauten begegne, eher einen Kontaktaufbau zum Kind erreichen werde. Eine therapeutische Konsequenz auf diese Theorie kann in der erweiterten Aufmerksamkeits-Interaktions-Therapie (Kapitel 4.5) sowie im „Minimal Speech Approach" (Kapitel 4.4) liegen.

Sprach-Aversions-Hypothese nach WHITTAKER (2011)

Störung der auditiven Verarbeitung und Wahrnehmung („Sprache als Lärm")

Erkenntnis: Sprachproduktion der Bezugsperson stellt sich bei Blickkontakt ein	Produktion eigener Laute außerhalb des Phonem-Inventars bei ausbleibender Reaktion der Bezugsperson
Vermeidung von Blickkontakt	Vermehrte Produktion idiosynkratischer Sprachlaute

Störung der dyadischen, nichtsprachlichen Interaktion und Kommunikation, Störung des gegenseitigen Imitierens, emotionale und kognitive Entwicklungsstörungen, soziale Isolierung des Kindes

SENJU ET AL. (2004) beobachten, dass Kinder mit Autismus in der Blickfolge keine Präferenzen für soziale Stimuli zeigten. In einer retrospektiven Studie gaben 90 Prozent der Eltern autistischer Kinder an, dass ihre Kinder bereits früh entweder oft, sehr oft oder immer Blickkontakt vermieden (VOLKMAR ET AL., 1986). Im Wortschatzerwerb zeigten Kinder beim Ausprobieren neu gelernter Wörter nach BEDFORD ET AL. (2012) weniger Reaktionen auf die korrigierende Rückmeldung von Erwachsenen. Diese Befunde können drastische Auswirkungen für das „Fast-Mapping" in der Wortschatzentwicklung haben (siehe Kapitel 6.2).

2.2.2 Kognitive Theorien

Außer in den interaktiv-kommunikativen Prozessen können Störungen in mit der Kognition überlappenden Prozessen der Sprachentwicklung auftreten. Diese können sich auf den Ebenen der Reizverarbeitung, der Aufmerksamkeit und der Wahrnehmung der Welt als konzeptuelles Ganzes abspielen.

BOGDASHINA (2005) schafft eine Verbindung zwischen kognitiv und interaktionell bedingten Erschwernissen der Sprachentwicklung. Wenn autistische Kinder aufgrund ihrer vielfältigen Wahrnehmungs- und Verarbeitungsstörungen früh die Vielfalt der auf sie eindringenden Reize abwehren müssen, isolieren sie sich selbst von ihrer Umwelt und können so nicht mehr durch soziale Interaktion und Imitation lernen. GEPNER & FERON (2009) titeln, die Welt ändere sich zu schnell für das autistische Gehirn. Menschen mit Autismus zeigen den Autoren zufolge Schwierigkeiten in folgenden drei Bereichen: der Verarbeitung multisensorischer dynamischer Stimuli, in deren Zusammenfügung zu bedeutsamen und kohärenten Mustern und in dem sensomotorischen Abgleich mit der Anpassung in die aktive Motorik. Diese Befunde können durchaus als Symptome einer ineffizienten neuronalen Verarbeitung aus einer vermindert neuronalen Konnektion (siehe Kapitel 1.3.2) entstehen. Auch BODGASHINA (2005) spricht von Verlangsamungen in der dynamischen Aufmerksamkeit, dem sogenannten „Attention-Shift". Diese Verlangsamung ergebe nicht nur verlangsamte Reaktionen auf äußere Stimuli, sondern könne auch bedeuten, dass der Betroffene nicht schnell zwischen Wahrnehmungskanälen wechseln könne. So könne eine Mono-Wahrnehmung, ein „Tunnelblick" für einen Kanal entstehen, wenn etwa nicht schnell genug zwischen dem Fokus auf visuelle oder auf auditive Stimuli gewechselt werden kann. Auch aus dieser Mono-Wahrnehmung ergebe sich die Notwendigkeit der Reizabwehr für das

PRAXISBEISPIEL

Reizabwehr (BOGDASHINA, 2005, S. 93)

„Sogar die Zeigegeste kann auf diese Kinder bedrohlich wirken. Eine Hand, die zu nichts verbunden erscheint, taucht plötzlich vor ihrem Blickfeld auf: Alex wird aggressiv, wenn jemand auf etwas zeigt, um seine Aufmerksamkeit darauf zu lenken. Er nimmt ein unidentifizierbares Objekt (die Hand) als Bedrohung wahr und schreit: ‚Nicht zeigen!'"

autistische Kind. Reize, die für den Außenstehenden als sinnvoll in einen Kontext eingebettet erscheinen, können dem Betroffenen als plötzlich und unberechenbar begegnen, da er sie mangels Weit- und Rundumblick nicht antizipieren konnte.

Aus der resultierenden Dynamik im Geschehen mit einem erwachsenen Gegenüber, der diese Reaktion nicht einzuordnen weiß, entsteht für das Kind nicht nur eine weitere Überreizung, sondern auch soziale Frustration. Die von WHITTAKER (2011) beschriebene „Sprach-Aversion" gegenüber auditiven Reizen wird bei GEPNER & FERON (2009) auf alle Bewegungen und Aktionen der Mitmenschen generalisiert. Hieraus ließen sich durchaus die Defizite in der Präferenz für menschliche Gesichter und Stimmen (siehe Kapitel 2.2.1) erklären. Außerdem würden Defizite in der schnellen Verarbeitung auditiver Stimuli mit Störungen der Phonemwahrnehmung und -imitation, des Sprachverstehens und des „Turn-Takings" einhergehen. VARANDA & FERNANDES (2011) zeigen, dass Kinder mit Autismus mehr Zeit für die Decodierung morpho-syntaktischer Information benötigen (siehe Kapitel 6.3). Auch die Befunde von BARON-COHEN ET AL. (1997), dass Kinder im „Fast-Mapping" Fehler aufgrund der verminderten Aufmerksamkeitsfolge nach dem Fokus ihres Gegenübers entwickeln, sind mit dieser Theorie vereinbar. GEPNER & FERON (2009) bezeichnen die Ausprägung vielfältiger Verhaltensauffälligkeiten, die auf dieses Defizit gründen könnten, als „Kaskaden dysfunktionaler Entwicklung".

Mögliche Auswirkungen autismusspezifisch verlangsamter Reizverarbeitung nach GEPNER & FERON (2009)

- exekutive Dysfunktion und motorische Defizite
- Störungen der visuo-motorischen Integration
- Störungen der motorischen Antizipation
- Störungen der Imitation
- Störungen der visuo-propriozeptiven Integration
- verlangsamte Geschwindigkeit in senso-motorischen und kognitiven Leistungen
- Defizite in der Bildung von Repräsentationen
- Defizite der Empathie
- Defizite der geteilten Aufmerksamkeit („Joint Attention")
- Defizite in der Phonemkategorisierung
- Defizite in der Verknüpfung visueller und auditiver Reize
- überfokussierte statische Aufmerksamkeit
- Defizite, Augenbewegungen/Blickrichtungen wahrzunehmen
- Störungen der Wahrnehmung von Gefühlen
- Störung des Blickkontakts
- schwache zentrale Kohärenz
- Störungen der Sprachentwicklung

Die Autoren reduzierten die Geschwindigkeit ihrer Mimik und Sprache und erkannten bei autistischen Kindern deutliche Verbesserungen in Imitation, Sprache und Kognition. Eine weitere Konsequenz kann neben den im vorigen Kapitel genannten Methoden darin liegen, dem Kind im therapeutischen, aber auch im häuslichen Setting eine visuelle Strukturierung zu geben, um die Antizipation von Geschehnissen und Aufgaben zu unterstützen (siehe TEACCH Kapitel 5.6).

Die Theorie der schwachen zentralen Kohärenz (FRITH, 1989) begründet den oftmals detailfokussierten Wahrnehmungsstil autistischer Personen wie folgt: Zentrale Kohärenz beschreibt die Fähigkeit, die von außen eintreffenden Reize in einem bedeutungsvollen Kontext zu verarbeiten. Dies bedeutet gleichzeitig, eine Gewichtung relevanter gegenüber irrelevanten Stimuli zu treffen. JOLLIFFE & BARON-COHEN (1999) spezifizierten die Theorie der schwachen zentralen Kohärenz. Autistische Probanden sollten Homographen in Sätzen vorlesen. Die korrekte Aussprache konnte nur über den semantischen Inhalt des Satzes hergeleitet werden. Die Probanden konnten einer Aufforderung, die Informationen kontextuell zu verarbeiten, entgegen der Erwartung an eine schwache zentrale Kohärenz, nachkommen. Sie sprachen die Wörter also dann korrekt aus, wenn sie explizit gebeten wurden, auch auf den Inhalt des Satzes zu achten. Das weist darauf hin, dass durchaus die Fähigkeit zu dieser Wahrnehmung, wenn auch nicht die Präferenz dazu besteht.
Das fehlende Filtern von Reizen auf dem Hintergrund einer kohärenten Verarbeitung kann nach BOGDASHINA (2005) zum ganzheitlichen Abspeichern von Erlebtem führen. Betroffene Personen müssten dann die gesamte Erinnerungssequenz abspielen, um aus der Erinnerung eine geeignete Antwort zu geben. Auch die Rigidität im Denken und Handeln kann mit einer Störung der zentralen Kohärenz begründet werden. Wenn Wahrnehmungen nicht konzeptuell, sondern additiv verarbeitet und abgespeichert werden, wird dies zu einer verminderten Generalisierung führen – z. B. muss dann ein wahrgenommenes Objekt exakt dem zuerst gesehenen Objekt gleichen, um als solches erkannt zu werden. Ein Apfel wird also z. B. nur als solcher erkannt, wenn er groß und rot ist, nicht aber, wenn er klein und grün ist.
Hier stellt sich die Frage nach Konsequenzen für die semiotische Funktion sowie die semantische Organisation von Konzepten und Worteinträgen.

PRAXISBEISPIEL

für fehlende konzeptuelle Verarbeitung (LAWSON, 2001, S. 37)

„Wendy bekam zur Vorbereitung auf den Ausflug zum Bauernhof im Fühlbuch verschiedene mit wuscheligem Stoff ausgestattete Tiere gezeigt. Das Schwein war flauschig, pink und hatte die Größe ihrer halben Hand. Auf dem Bauernhof durfte Wendy die Tiere streicheln. Und – was für eine Überraschung – das lebendige Schwein war nicht das gleiche wie im Buch! Das lebendige Schwein war gar kein Schwein!"

Bei einer verminderten Generalisierung ergibt ein geändertes Detail ein völlig neues Konzept, während sich in der normalen Verarbeitung der Begriff nur leicht vom Prototyp entfernen würde, aber in derselben Kategorie verbliebe (siehe Kapitel 2.1). Bei der Übergeneralisierung aufgrund verminderter zentraler Kohärenz würde ein einzelnes wahrgenommenes Detail ein sonst vielleicht unassoziiertes Konzept triggern. Wenn dieses Detail auftaucht, reagiert die autistische Person, wie sie schon einmal auf diesen Reiz reagiert hat, ohne wahrzunehmen, dass das Detail jetzt in einem völlig anderen Kontext auftaucht.

PRAXISBEISPIEL

Folgen fehlender konzeptueller Verarbeitung für den Dialog (BOGDASHINA, 2005, S. 104)

Beispiel inadäquater Reaktion:
„Als Jamie in die Klasse kommt, schlägt Matthew sofort nach ihm. Der Lehrer schreitet ein: „Matthew, warum hast Du ihn geschlagen? Er hat Dir nichts getan!" Matthew darauf: „Er trägt das selbe T-shirt, das er trug, als er (letztes Jahr) meine Hausaufgaben in den Müll schmiss!""

Beispiel adäquater Reaktion:
„Mark, ein erwachsener autistischer Mann, wird auf der Straße nach dem Weg gefragt. Er antwortet sofort „Entschuldigung, ich weiß es nicht, ich bin fremd hier" Mark hatte diese Szene zuvor einmal in einem Film gesehen."

Auch unter genauer Analyse des Verhaltens des autistischen Kindes im aktuellen Setting und der auf dieses eintreffenden Reize ist es für den Behandler also immer schwer, die unerwarteten Reaktionen des Kindes aus den Verknüpfungen des zuvor Erlebtem zu erahnen. Dies gilt in der sprachtherapeutischen Arbeit besonders für die dialogischen Fähigkeiten eines Kindes sowie für die Beurteilung der Satzbildung in Abgrenzung zur Echolalie (siehe Kapitel 6.1 und 6.2).
In der weiteren Entwicklung dialogischer Sprache sind schließlich die Auffälligkeiten autistischer Kinder in der Bildung der „Theory of Mind" zu nennen. BARON-COHEN ET AL. (1985) zeigen, dass ältere autistische Kinder gegenüber jüngeren Kindern mit Trisomie 21 deutliche Defizite in der Zuschreibung von Gefühlen und mentalen Zuständen und ihrer Verwendung zur Voraussage des Verhaltens anderer aufwiesen. FREITAG (2008) weist jedoch darauf hin, dass die „Theory of Mind" eher als gemeinsame Endstrecke der multiplen Störungen autistischer Entwicklung denn als Ursache der autistischen Störung zu betrachten sei. Sie erkläre jedoch sehr gut das sozial inadäquate Verhalten sonst durchschnittlich intelligenter autistischer Personen. Die Unkenntnis über die inneren Zustände anderer sowie darüber, dass diese das Innenleben der autistischen Person nicht kennen, beeinflusse die Interaktion sowie das Verständnis von Ironie negativ. Die Schwierigkeiten, das eigene Erzählen und das Agieren im Dialog auf die „Community of Minds" einzustellen, werden genauer im Kapitel 6.4 ausgeführt. TAGER-FLUSBERG & JOSEPH (2005) betrachten den Autismus als Fenster in die „Theory of Mind", da sich hier besondere autismusspezifische Defizite zeigten. Das Innenleben anderer über die

Sprache zu verstehen sei für autistische Kinder eine Möglichkeit, massive Defizite im Aufbau der „Theory of Mind" zu kompensieren. Hierbei sei gerade der Erwerb von Satzkomplementen und Satzkomplement-Verben („Hans sagt, dass ...") zentral, um einen Eindruck davon zu bekommen, dass andere unterschiedliche Perspektiven und Wissensstände haben. Diese grammatikalischen Strukturen seien für autistische Kinder entscheidend dafür, eine Lösung für den Widerspruch zwischen dem, was jemand sagt und der Realität zu finden. TAGER-FLUSBERG (2001b) sieht in der „Theory of Mind" zwei Fähigkeiten vereint: sozial-perzeptuelle und sozial-kognitive Kompetenzen. Die sozial-perzeptuelle Komponente bilde sich aus der angeborenen Präferenz des Kindes für Gesichter, Stimmen und soziale Stimuli. Die sozial-kognitive Komponente entstehe, indem das Kind Schlussfolgerungen über mentale Zustände ziehe, die sich ihm durch die perzeptuelle Komponente andeuten. Beim normal entwickelten Kind, so TAGER-FLUSBERG (2001b), entwickeln sich diese beiden Komponenten bezogen aufeinander – die sozial-kognitiven Kompetenzen werden aus sozial-perzeptuellem Lernen aufgebaut. Das autistische Kind zeige von Anfang an Defizite in diesen sozial-perzeptuellen Kompetenzen. Daher werde Sprache für diese Kinder zu einer künstlichen Umgehungsstraße zu sozial-kognitivem Verstehen.

2.3 Sprachstörungen bei Autismus versus Spezifische Sprachentwicklungsstörungen (SSES)

Es folgt eine Abgrenzung von Profilen autistischer Sprachstörungen zu Spezifischen Sprachentwicklungsstörungen (SSES). Bei diesen beruht die Sprachstörung nicht auf anderen Primärstörungen (z. B. Hör- oder Intelligenzstörungen).

Zwar stellen Defizite im sprachlichen Bereich für Eltern autistischer Kinder meist den ersten Anlass dar, therapeutische Hilfe aufzusuchen, jedoch kommen frühe Sprachstörungen nicht nur bei Störungen im Autismus-Spektrum vor. Es stellt sich die Frage, ob auftretende Sprachstörungen autismusspezifisch sind oder unabhängig vom Autismus auftreten. Entsprechend der Heterogenität der autistischen Symptomatik bei Menschen mit Autismus-Spektrum-Störungen zeigt sich bei dieser Gruppe auch ein weites Spektrum verschiedener Ausprägungen von Sprachstörungen. Gibt es Unterschiede zwischen Sprachstörungen autistischer Kinder und Spezifischen Sprachentwicklungsstörungen? Gibt es autismusspezifische Sprachstörungen?

Erste Unterschiede zwischen Kindern mit SSES und Kindern mit Autismus zeigen sich bereits früh. So werden zum Beispiel die Defizite in Blickkontakt und geteilter Aufmerksamkeit, die bei autistischen Säuglingen auffallen (siehe Kapitel 2.2.1 und 2.2.2), bei Säuglingen, denen später Entwicklungsverzögerungen oder geistige Behinderungen diagnostiziert wurden, nicht beobachtet (CARTER ET AL., 2005). Bis zu 25 Prozent der autistischen Kinder zeigen kurz nach Erwerb der ersten Wörter eine sprachliche Regression (KURITA, 1985), die laut LORD ET AL. (2004) sonst fast ausschließlich bei

neurologischen Grunderkrankungen vorkommt. Dies legt nahe, dass während der Entwicklung dieser Kinder eine spezifische Störung des Wortschatzspurts eintritt (Details in Kapitel 6.2).
Vergleiche autistischer Kinder mit Kindern mit SSES schienen in ersten Betrachtungen die Hypothese von einer Vererbung der Disposition zu sprachlichen Auffälligkeiten durch die nicht-autistischen Eltern zu belegen (FOLSTEIN ET AL., 1999). Hiernach wäre davon auszugehen, dass diese Kinder zusätzlich zum und unabhängig vom Autismus eine dispositionelle Sprachschwäche, ähnlich der SSES, geerbt hätten.
TAGER-FLUSBERG (2006) fasste sprachliche Phänotypen bei Kindern mit Autismus in zwei Untergruppen: zum einen Kinder mit normal entwickelter Sprache, zum anderen Kinder mit einem Sprachprofil, das dem von Kindern mit SSES glich. Hierbei ist kritisch anzumerken, dass TAGER-FLUSBERG (2006) in ihrer Studie bei den Kindern mit vermeintlich normaler Sprachentwicklung für diese Bewertung ausschließlich die Erreichung von Testnormen in den Bereichen Wortschatz, Nachsprechen von Neologismen und morphologischer Markierung zugrunde gelegt hat. Komplexes Sprachverständnis sowie die Spontansprache wurden nicht differenziert betrachtet. RAPIN & DUNN (2003) hatten Jahre zuvor bereits gezeigt, dass selbst scheinbar sprachlich unauffällige Kinder mit Asperger-Autismus Defizite im komplexen Sprachverständnis aufwiesen. Es wurden außerdem keine nicht sprechenden Kinder mit Autismus in die Studie eingeschlossen. TAGER-FLUSBERG (2006) selbst reflektiert die Studienergebnisse kritisch und gibt zu bedenken, dass den ähnlichen Testergebnissen der Kinder nicht zwingend ähnliche Schädigungen zugrunde liegen müssen. BISHOP ET AL. (2004) beantworten diese Frage und zeigen, dass die dispositionelle Störung der phonologischen Verarbeitung, die Kinder mit SSES aufweisen, bei Kindern mit Autismus nicht nachgewiesen werden konnte. Die eingangs erwähnte Vermutung FOLSTEINS ET AL. (1999) der Vererbung einer SSES-ähnlichen Sprachstörung durch die nicht-autistischen Eltern scheint also widerlegt.
Die Verursacher von Sprachstörungen bei Autismus sind folglich autismusspezifisch – auch dann, wenn sich im Phänotyp sprechender Kinder oft ähnliche Sprachprofile ergeben.
RAPIN & DUNN (2003) betrachten das Sprachverständnis bei Kindern mit Autismus in einer früheren Studie differenzierter. Alle Kinder mit Autismus zeigten in ihrer Studie Einschränkungen auf höherem Satzverständnislevel. Es entstanden auch hier zwei Untergruppen: In der ersten Gruppe waren Kinder mit sogenannter „Semantisch-pragmatischer Störung", die Sprache zwar bis zu einem hohen Level verstanden, jedoch bei abstrakten Fragen an ihre Grenzen gerieten, da sie den Kontext nicht einbezogen. In die zweite Gruppe fielen Kinder mit „Verbal-auditorischer Agnosie", die eine massive Sprachverständnisstörung und fehlende Sprachproduktion zeigten. Fraglich bleibt, ob nicht sprechende Kinder mit Autismus dieser Untergruppe generell zuzuordnen sind. RAPIN & DUNN (2003) geben an, dass sich nicht sprechende Kinder mit Autismus von tauben Kindern und Kindern mit SSES dahin gehend unterscheiden, dass sie nicht auf

nonverbale Kommunikation ausweichen können. Eine Verursachung durch fehlende Motivation wurde ausgeschlossen, da sich bei autistischen Kindern, die erste sprachliche Zeichen erlernten, auch Interaktion und Kontaktaufnahme verbesserten.
In der Artikulation sind Kinder mit Autismus nach KJELGAARD & TAGER-FLUSBERG (2001) meist normal entwickelt oder sprechen im Vergleich zu Gleichaltrigen sogar übergenau. Auf der suprasegmentalen Ebene entstehen jedoch häufig Auffälligkeiten der Prosodie. Das im klinischen Alltag augenscheinlich häufigste und eindeutig mit Autismus verbundene Phänomen sei eine monotone Sprechweise, so FAY & SCHULER (1980). Sie entdeckten bei Menschen mit Autismus sowohl monotone Intonationsstrukturen, die mit einer Affektverflachung und verminderter Kompetenz emotionalen Ausdrucks verbunden wurden, als auch eine singsang-artige Betonungsstruktur.
Zusätzlich finden sich Beschreibungen von Hypernasalität und hyperfunktioneller Stimmgebung (PRONOVOST, 1966). Da es sich hier lediglich um klinische Beobachtungen älteren Datums einer einzelnen Autorengruppe handelt, ist nicht gesichert, ob diese Phänomene öfter als bei normal entwickelten Kindern bzw. Kindern mit SSES auftreten. In der Literatur werden wiederholt Phänomene pedantischen Wortgebrauchs beschrieben. Oft ist dies wie bei BURGOINE & WING (1983) nicht klar quantifiziert. Auch BOGDASHINA (2005) beschreibt eine klinische Beobachtung, zu welcher sie keine quantifizierenden Evidenzen angibt. Manche Kinder mit Autismus, so BOGDASHINA (2005), entwickeln eine sehr taktil erfahrene Sprache. So würden diese Kinder häufig eigene Wörter erfinden, die als Lautmalereien eines Geräusches oder einer taktilen Empfindung stehen. Dies könnte durch einen fehlenden Entwicklungsschritt zur Referenzialität der Worteinträge (Details siehe Kapitel 6.2) verursacht worden sein.

Ein letztes Phänomen autismusspezifischer Sprachphänomene beschreibt TAGER-FLUSBERG (1981): Im Sprachverstehen zeigten Kinder mit Autismus seltener den Einfluss des Wissens über Beziehungen zwischen Personen, sodass sie thematische Rollen des Verbs in Verständnisaufgaben nicht aus ihrem semantischen Wissen vergeben konnten (z. B. das Wissen, dass bei den Worten *füttern, Mutter, Baby* die Mutter mit großer Sicherheit als Agens steht). Eine Störung innerhalb der Semantik wurde von MINSHEW & GOLDSTEIN (1993) weitgehend ausgeschlossen. Sie konnten nachweisen, dass Kinder mit Autismus semantische Kategorien gleich gut verarbeiten konnten wie normal entwickelte Kinder.
Dass den Sprachstörungen von autistischen Kindern und Kindern mit SSES verschiedene ätiologische Prozesse zugrunde liegen müssen, zeigt auch folgendes Phänomen: Kinder mit Sprachstörungen und Autismus können syntaktisch-morphologische Marker besser zur Decodierung von Wortbedeutungen nutzen als Kinder mit SSES (siehe Kapitel 6.3). Weitere praxisrelevante Unterschiede zwischen Sprachstörungen bei Kindern mit Störungen aus dem Autismusspektrum und Kindern mit SSES finden sich in den Kapiteln 6.2 und 6.3.

Autistische Sprachstörungen vs. SSES

Sprachliche Störungen bei Autismus scheinen teilweise denen der Kinder mit SSES zu ähneln, jedoch nicht vollends zu gleichen. Besonderheiten scheinen nicht ausschließlich auf Aspekte der Pragmatik und Interaktion sowie der Motivation zurückführbar zu sein. **Auch bei ähnlichen Sprachprofilen sprechender autistischer Kinder und Kinder mit SSES unterliegen die Sprachstörungen nicht denselben Ursachen.**

Qualitative, scheinbar autismusspezifische Merkmale wie monotone Intonation und Übergenauigkeit sind zwar bisher in der Literatur beschrieben worden, jedoch nicht quantifiziert und statistisch mit der Vorkommenshäufigkeit bei Kindern mit SSES abgeglichen worden. **Eine frühe Regression im Wortschatzspurt ohne verursachende neurologische Grunderkrankungen ist autismusspezifisch.**

Hinreichende Erkenntnisse über mögliche Unterschiede in den Verarbeitungsmechanismen von nicht sprechenden Kindern mit Autismus und „Late-Talker-Kindern" liegen zum derzeitigen Zeitpunkt nicht vor.

Ob für Kinder mit SSES entwickelte sprachtherapeutische Methoden auch in der Spracherapie autistischer Kinder effektiv sind, ist fraglich.

2.4 Bilingualität

Beschäftigt man sich mit der Sprachentwicklung und Sprachtherapie autistischer Kinder, stellt sich früher oder später die Frage nach den Auswirkungen von Bilingualität auf die Sprachentwicklung dieser Gruppe. Auch wenn zu diesem Thema bisher wenig verlässliche Daten vorliegen, ist es wichtig, vorherrschende, aus der Praxis entwickelte Auffassungen kritisch zu reflektieren. Viele Therapeuten und Ärzte raten Eltern autistischer Kinder zur monolingualen Erziehung. Auf diese Weise wird versucht, die Kinder einem vereinfachten Sprachangebot auszusetzen. „Vereinfacht" heißt in diesem Fall: Das Kind erhält sprachlichen Input in nur einer Sprache. Dieser Rat basiert auf der Annahme, dass ein bilinguales Umfeld bei Kindern mit Autismus zu weiteren Erschwernissen der Sprachentwicklung führen könne.

Es gibt keinen Nachweis, dass Bilingualität negative Einflüsse auf nicht-autistische Kinder mit Spezifischen Sprachentwicklungsstörungen hätte (GUTIERREZ-CLELLEN ET AL., 2008; PARADIS ET AL., 2003).

Im Gegensatz zu Kindern mit Spezifischen Sprachentwicklungsstörungen zeigen Kinder mit Autismus jedoch z. B. eine reduzierte Aufmerksamkeit für Stimmen und eine reduzierte geteilte Aufmerksamkeit. Dadurch könnten Kinder daran gehindert sein, sich in einem komplexen bilingualen Sprachumfeld zurechtzufinden.

Die Präferenz für nichtsprachliche Laute zum Beispiel reduziert die automatische Hinwendung zu Sprechern im Umfeld. Dies bedeutet für das autistische Kind, dass es weniger Erfahrungen in der Analyse und Differenzierung des bilingualen Inputs macht (KUHL ET AL., 2005).

In experimentellen Studien (FENNELL ET AL., 2007) zeigten bilinguale Kinder eine Verlangsamung in Encodierung und Abruf von Wortlauten beim Lernen neuer Wörter („Fast-Mapping"). Wenn dies auch auf Kinder mit Autismus zutrifft, könnte dies eine weitere Erschwernis zu den mit dem „Fast-Mapping" assoziierten Defiziten autistischer Kinder (siehe Kapitel 6.2) bedeuten. Zusätzlich zum „Mapping"-Prozess müssen bilinguale Kinder früher erkennen, dass einem Konzept mehrere Wortlaute („Auto"/„Car") zugeordnet werden können oder dass sich semantische Konzepte in verschiedenen Sprachen weit überlagern, jedoch selten voll identisch sind.
HAMBLY & FOMBONNE (2011) erläutern, dass das englische Pronomen der dritten Person Plural „they" sich im Französischen in „ils" und „elles" unterscheidet. Das Kind erfährt also im Wortlernen zusätzlich zu fehlerhaften Wort-Objekt-Verknüpfungen und eingeschränktem Lernen durch Feedback (siehe Kapitel 6.2) eine weitere Inkonsistenz von Wortlaut und Konzept.

HAMBLY & FOMBONNE (2011) weisen jedoch in einer Studie mit 45 bilingualen, 30 monolingualen autistischen Kindern und entsprechenden Kontrollgruppen gesunder Kinder nach, dass bilingual aufwachsende Kinder mit Autismus keine Nachteile im Vergleich zu monolingualen autistischen Kindern erfuhren. In den sprachlichen Fähigkeiten der Kinder ergab sich außerdem kein Unterschied zwischen von Geburt an bilingual aufwachsenden Kindern und Kindern mit sukzessiv erworbener Zweitsprache.
PETERSEN (2010) wies bei bilingualen Kindern mit Autismus gleiche und bessere Wortschatzleistungen nach als bei monolingualen autistischen Kindern. Demnach trifft die Erkenntnis, dass Bilingualität kein generelles Risiko für eine erfolgreiche Sprachentwicklung ist – entgegen der theoretischen Vermutung – auch auf Kinder mit Autismus zu.
Dem Rat an Familien mit bilingualem Hintergrund, die in der Familie gesprochene Sprache zugunsten der in Schule und Kindergarten gesprochenen Sprache nicht mehr zu verwenden, widerspricht auch die Hypothese CUMMINS (1979), nach der ein erfolgreicher Zweitsprachaufbau nur auf eine intakte Erstsprache aufgebaut werden kann.

Hypothese nach CUMMINS (1979)

CUMMINS gibt hinsichtlich der Bilingualität zu bedenken: Wenn die Fähigkeiten der ersten Sprache des Kindes gestört oder unterentwickelt sind, wird der Erwerb einer Zweitsprache (L2) immer nur bedingt erfolgreich sein können. Die Defizite, die ein Kind in seiner Erstsprache (L1) zeigt, werden sich nach CUMMINS auch in seiner Zweitsprache (L2) äußern.

Dass sozio-pragmatische Aspekte beim Auslassen der Familiensprache nicht ignoriert werden dürfen, zeigt KREMER-SADLIK (2005). Er darauf weist darauf hin, dass Kinder durch Sprache sozialisiert werden sowie pragmatische Regeln über Sprache vermittelt bekommen. TSENG & FULIGNI (2000) bestätigen die Problematik: Kinder, die sich mit

ihren Eltern in einer Sprache unterhielten, die für die Eltern eine Fremdsprache darstellte, fühlen sich ihnen emotional entfernter und führten seltener Gespräche mit ihnen. WHARTON ET AL. (2000) ergänzen, dass Eltern im Umgang mit ihren Kindern herzlicher und einnehmender waren, wenn sie ihre Muttersprache sprechen durften.
KREMER-SADLIK (2005) erinnert daran, dass Kindern, die die Muttersprache ihrer Eltern nicht lernen, die Möglichkeit genommen wird, deren Interaktion zum eigenen Nachahmungslernen zu nutzen.
Zu den autistisch bedingten Schwierigkeiten, soziale Situationen zu verstehen, kommt dann hinzu, dass Interaktionen in der Familie bereits rein sprachlich nicht verstanden werden.
Nach KREMER-SADLIK (2005) kann der Preis für die Aufgabe der Familiensprache also sehr hoch sein. In den beobachteten Familien habe man die Muttersprache der Eltern nicht ganz aufgegeben, sondern nur in der Interaktion mit dem autistischen Kind unterlassen. Beobachtungen am Abendbrottisch ergaben, dass das autistische Kind dadurch aus Familiengesprächen herausgehalten wurde und von den Familienmitgliedern seltener angesprochen wurde.

Nach HAMBLY & FOMBONNE (2011) sollten Eltern autistischer Kinder hinsichtlich der Bilingualität inhaltlich wie folgt beraten werden:
Bilingualität bei Autismus stellt derzeit ein kaum erforschtes Feld der Sprachforschung dar. Es ist zum Beispiel nicht geklärt, ob Erkenntnisse über Bilingualität bei normal entwickelten und sprachentwicklungsgestörten Kindern auf Kinder mit Autismus generalisiert werden können. Bilinguale Familien mit autistischen Kindern stehen vor der Aufgabe, sich für Lösungen zu entscheiden, für die es in der derzeitigen Literatur wenig Hilfen oder Argumente gibt. Diese Entscheidungen werden nicht ausschließlich entwicklungstheoretischen, sondern auch familiendynamischen, biografischen, sozialen, religiösen und politischen Argumenten unterliegen.

Wie Fragen der Bilingualität im Bereich der Sprachtherapie und besonders der Sprachanbahnung zu lösen sind und wie Bilingualität in autismusspezifische, sprachtherapeutische Methodik zu integrieren ist, wird jeder Therapeut mit Bedacht individuell und patientenorientiert klären müssen, ohne sich voll auf eine verlässliche Evidenz zu diesem Thema berufen zu können.
In einer Welt, in der Bilingualität für viele zur Normalität wird und in der die Wichtigkeit autismusspezifischer und evidenzbasierter Therapie mehr Raum gewinnt, besteht ein großer Bedarf nach mehr Forschung zu bilingualen Menschen mit Autismus, damit der Beratung und Therapie dieser Kinder eine qualitativ hochwertigere Basis gesetzt werden kann.

PRAXISBEISPIEL

Bilingualität bei Autismus

SEUNG ET AL. (2006) legen ein Fallbeispiel eines bilingualen koreanisch-englischen Kindes mit Autismus vor.

Das Kind war mit drei Jahren als sprachauffällig eingestuft worden und erhielt mit dreieinhalb Jahren die Autismus-Diagnose.

Die Sprachtherapie erfolgte durch einen koreanisch-englischen Sprachtherapeuten. Die ersten zwölf Monate der Therapie erfolgten auf Koreanisch (Erstsprache des Kindes), in den folgenden sechs Monaten wurde schrittweise Englisch eingeführt, in den letzten sechs Monaten erfolgte die Sprachtherapie fast ausschließlich auf Englisch. Die Behandlung integrierte den Aufbau der vorsprachlichen Entwicklung (Aufbau von Erwartung beim Kind, Nachahmung, geteilte Aufmerksamkeit, Gesten, Symbolspiel) und pragmatischer Fähigkeiten (gemeinsames Abstimmen einer Aktivität, Begrüßung und Verabschiedung, soziales Lächeln, Einfordern von Gegenständen und Aktivitäten sowie „Turn-Taking"). Außerdem erfolgte ein kontinuierlicher Wortschatzaufbau. Englische Wörter wurden ab Erreichung von Ein-Wort-Äußerungen eingeführt. Begleitend erfolgte eine eingehende Beratung der Eltern hinsichtlich der Möglichkeiten, erste sprachliche Äußerungen des Jungen zu Hause zu unterstützen.

Konnte das Kind auf eine auf Englisch gestellte Anforderung oder Frage nicht reagieren, wurde diese auf Koreanisch wiederholt. Die letzte Sprachtestung des Kindes erfolgte ausschließlich auf Englisch. Die Evaluation der Behandlung ergab einen signifikanten Zuwachs in der rezeptiven und expressiven Sprache sowie einen Rückgang der Verhaltensauffälligkeiten des Jungen.

2.5 Schriftsprache

Dieses Kapitel gibt einen allgemeinen Einblick in die Prozesse der Schriftsprachentwicklung bei Menschen mit Autismus-Spektrum-Störungen. Praxisbezogene Studien und ihre Implikationen für den Unterricht finden sich im Kapitel 6.7.

Im Gegensatz zu anderen mit Sprachentwicklungsstörungen einhergehenden Störungen scheint Autismus auf den ersten Blick nicht unbedingt massive Schwierigkeiten der Schriftsprachentwicklung zu bedingen. Bezogen auf die Schriftsprache autistischer Kinder finden sich bisher jedoch wenige wissenschaftliche Artikel. Dies lässt unklar, ob dieses Gebiet schlicht wenig beleuchtet wurde oder ob das Phänomen darauf hinweist, dass hier geringere Schwierigkeiten auftreten als in anderen Lebensbereichen.
LOVELAND & TUNALI-KOTOSKI (2005) postulieren, dass autistische Kinder durchaus Defizite in Schriftsprachkompetenzen aufweisen, die schließlich aber jeweils ihrem Entwicklungsalter entsprechen. Außerdem zeigen, so die Autoren, diese Kinder oft ein besonderes Interesse für Buchstaben, sodass manche von ihnen das Lesen von Wörtern autodidaktisch erlernen.

Dass Kinder mit Autismus im Lesen über eine intakte einzelheitliche und ganzheitliche Strategie, also eine direkte Graphem-Phonem-Konvertierung und direkte lexikalische Leseroute verfügen, zeigen die Befunde von FRITH & SNOWLING (1983). Nach diesen können Kinder mit Autismus wie nicht-autistische Leser Pseudowörter und lautgetreue Wörter leichter lesen als irreguläre Wörter. Die Kinder können auch wie nicht-autistische Leser irreguläre Wörter lesen sowie hochfrequente Wörter als Sichtwortschatz abrufen. Die Oberflächenebene des Lesevorgangs scheint also, dem Entwicklungsalter entsprechend, intakt.

Wie verhält es sich aber mit der Tiefenverarbeitung, also dem Verstehen des gelesenen Inhaltes?

Ein auf der Grundlage guter Oberflächen- und schlechter Tiefenverarbeitung entstehendes Phänomen, das oft als autismusspezifisch betrachtet wird, ist die Hyperlexie. Kinder mit Hyperlexie lernen das Lesen früher und besser als es ihr Intelligenzquotient vermuten lassen würde und sind ihrer Altersgruppe so in den ersten Lesefertigkeiten zunächst weit voraus. Gleichzeitig mangelt es jedoch am Textverstehen. Betrachtet man den Beginn des Leselernprozesses, fallen schon bei SILBERBERG & SILBERBERG (1971) Kinder auf, die ungewöhnlich früh hohe Kompetenzen im Ganzwortlesen zeigten, jedoch keinerlei Leseverständnis dabei aufbauten. GRIGORENKO ET AL. (2003) zweifeln, ob es sich bei Hyperlexie eher um eine besondere Begabung oder um ein Defizit handele, und kommen zur Lösung: Diese Fähigkeit sei eine besondere isolierte Kompetenz (im Vergleich zum kognitiven Gesamtstatus des Kindes), die sich durch obsessive Beschäftigung der Kinder mit der Schriftsprache herausbilde. Hyperlexie komme jedoch nicht nur bei autistischen Personen vor – und bei diesen auch nur zu fünf bis zehn Prozent.
Nach CONNOR & KLEIN (2004) zeigen die meisten autistischen Leser Schwierigkeiten im Textverstehen. In den meisten Fällen seien sie jedoch nicht so gravierend, dass es als Hyperlexie bezeichnet werden könne.
Das Verstehen von Texten stellt autistische Schüler, die aufgrund der stetig verbesserten Behandlungen immer besser in den Schulunterricht integriert werden können, vor eine besondere Aufgabe. So liegt auch der Schwerpunkt der derzeitigen Forschung, die sich dem Schriftspracherwerb autistischer Schüler widmet, im Bereich Autismus und Leseverstehen. Es stellt sich die Frage, welche Verstehensprozesse genau gestört sind. Das Einzelwortverstehen scheint sowohl für Konkreta (SNOWLING & FRITH, 1986) als auch für Abstrakta (ESKES ET AL., 1990) weitgehend intakt. SNOWLING & FRITH (1986) legen außerdem aufgrund korrekter syntaktischer Satzergänzungsaufgaben nahe, dass die syntaktische Verarbeitung gelesener Information funktioniere.
Das Verstehen eines Textes beruht jedoch nicht nur auf einem korrekten Verstehen einzelner Wörter und Sätze, sondern erfordert Prozesse auf höherer Ebene, die das zusammenhängende Verstehen aller Textteile, das Ziehen von Inferenzen aus Weltwissen

und bereits verstandenen Textteilen sowie die ständige Umgestaltung der entstandenen inneren Repräsentation der Textaussage beinhalten.
Diesen Prozeduren, die das Leseverstehen im Kontext betreffen, widmen sich FRITH & SNOWLING (1983). Die Autoren erkannten bei Kindern mit Autismus gegenüber dyslektischen und normal entwickelten Kindern eine Schwäche, semantischen Kontext im Leseverstehen dort zu nutzen, wo morphologische Hinweise fehlten. HALA ET AL. (2007) legten eine Studie vor, die Prozesse der zentralen Kohärenz im Lesevorgang untersuchte. Entgegen früheren Studien (LOPEZ & LEEKAM, 2003) konnten sie nachweisen, dass Kinder mit Autismus beim Lesen von Homographen ein zuvor gelesenes semantisch nahes „Priming-Wort" durchaus in die Lesart des Zielwortes mit einbezogen (z. B. paper/tear und cry/tear). Dies geschah automatisch, ohne dass die Kinder zur Einbeziehung des „Priming-Wortes" aufgefordert werden mussten. HALA ET AL. (2007) betonten jedoch, dass die Kinder durchaus Schwierigkeiten zeigten, zwischen zwei Lesarten des Homographs hin und her zu wechseln. Es könnte also durchaus eine gestörte Hemmung einmal aktivierter Assoziationen vorliegen, die es erschwert, Hypothesen über die Bedeutung des gelesenen Wortes während des Leseprozesses zu verwerfen und zu korrigieren. Ob die Schwäche, die Aufmerksamkeit zwischen möglichen Repräsentationen zu wechseln, sich auch auf globalere Leseprozesse (Wechsel von Verständnis des Satzes, der Sinneinheit, des Gesamttextes, Verwerfen einer Repräsentation) bezieht, bleibt fraglich. GOLDSTEIN ET AL. (1994) entdeckten bei zwei Gruppen (Kinder unter dreizehn Jahren und Kinder darüber) nur in der Gruppe der älteren Kinder deutliche Defizite im Textverstehen. Dies, so die Autoren, könne daran liegen, dass mit höheren Klassenstufen das Textverstehen immer mehr auf die Kompetenzen des Interpretierens und auf das Schließen von Inferenzen angewiesen sei. SALDANA & FRITH (2007) bestätigten jedoch in einer Studie, dass Kinder mit Autismus zwar Defizite im Textverstehen zeigten, aber den vorigen Vermutungen widersprachen und genauso Inferenzen aus dem Weltwissen in ihre Lesefähigkeit einbezogen wie Kontrollgruppen. Eine solche Inferenz könnte folgendermaßen aussehen: Wenn in einem Text die Sätze „Hans vergaß seinen Schirm in der Kneipe" und „Er wurde sehr nass" aufeinander folgen, wäre die gezogene Inferenz des Lesers die Tatsache, dass es geregnet haben muss. Die Autoren weisen darauf hin, dass viele Studien zum Textverstehen und Inferenzen aus dem Weltwissen das Beantworten von Fragen zum Text beinhalten. Hier könnte es zu einer Verzerrung der Ergebnisse kommen, wenn die Probanden durchaus die korrekten Inferenzen ziehen, dann aber durch die Auswahlmöglichkeiten in Multiple-Choice-Aufgaben verunsichert werden. Wenn Menschen mit Autismus auch keine Schwierigkeiten hätten, beim Lesen eines Textes entsprechende Inhalte aus dem Weltwissen mit abzurufen, so könne es nach NORBURY & BISHOP (2002) sein, dass ihnen die Unterdrückung irrelevanten Wissens Probleme bereite. Außerdem sei es möglich, dass autistische Leser Schwierigkeiten hätten, gelesene Inhalte im Kurzzeitgedächtnis aufrechtzuerhalten.

In einer Satzergänzungsaufgabe zeigten Probanden mit Autismus und Schwächen im Sprachverständnis keine Differenzierung zwischen Ergänzungen, die nur den einzelnen Satz sinnvoll ergänzten, aber nicht sinnvoll im Textzusammenhang waren – und Ergänzungen, die dem Gesamttext durchaus entsprachen (SNOWLING & FRITH, 1986). Das Verstehen von Pronomen im Sinne einer Bestimmung der vorangegangenen Referenz ist laut CONNOR & KLEIN (2004) ein zentraler Schlüssel zum Textverstehen, bei dem autistische Leser deutliche Schwierigkeiten aufweisen. Die Implikationen dieser Hypothese für die Entwicklung eines verbesserten Leseverstehens werden in Kapitel 6.7 aufgeführt.
Bezüglich des Schreibens widmeten sich FUENTES ET AL. (2009) speziell der Grafomotorik autistischer Kinder. Kinder mit Autismus zeigten eine schlechtere Handschrift als Kontrollgruppen. Die Defizite bezogen sich vornehmlich auf die Ausformung der einzelnen Grapheme, nicht aber darauf, die Grapheme in der adäquaten Größe platzgenau auf die Linien zu bringen. Bei den Kindern zeigten motorische Fertigkeiten für das Schreiben einen deutlich prädiktiven Charakter, ganz im Gegensatz zu Intelligenzleistungen und visuo-räumlichen Kompetenzen.

Da die Schriftsprache für Menschen mit Autismus ein besonderes Medium darstellt (siehe Kapitel 5), ist eine tiefer gehende Forschung hinsichtlich möglicher Auswirkungen der in Kapitel 2.2.2 beschriebenen kognitiven Besonderheiten autistischer Menschen auf den Schriftspracherwerb sowie einer möglichen Nutzung des besonderen Interesses für Buchstaben wünschenswert.

Insgesamt muss für die Schriftsprachkompetenzen darauf hingewiesen werden, dass die Generalisierung von Studienergebnissen aus dem angloamerikanischen Bereich auf deutsche Kinder nur mit Einschränkungen zulässig ist. Da die deutsche Schriftsprache sehr viel lautgetreuer ist, können sich Kinder von Beginn an mehr auf die direkte Graphem-Phonem-Konvertierung verlassen. Hier wären Wiederholungen einiger Studien für den deutschen Sprachraum also sinnvoll und wünschenswert.

3 Sprachdiagnostik bei Autismus

Da Defizite in der Kommunikation zu den Kernkriterien autistischer Störungen gehören, sollte der Sprachdiagnostik ein besonderer Stellenwert zukommen. Die Sprachdiagnostik bei Menschen mit Autismus-Spektrum-Störungen verlangt auch vom erfahrenen Diagnostiker Kompetenzen, die weit über die konservative Diagnostik bei Sprachentwicklungsstörungen hinausgehen. Kommunikation beinhaltet nicht nur das Decodieren und Encodieren sprachlicher Mitteilungen, sondern auch ein weiteres Spektrum interner sprachlicher Verarbeitungsprozesse, damit verknüpfter Prozesse der Kognition und Wahrnehmung sowie narrativer und pragmatischer Kompetenzen. Es erfolgt in diesem Kapitel keine Aufzählung und eingehende Beschreibung standardisierter Sprachtests und deren Merkmale, sondern eine Einordnung der Anforderungen an die sprachtherapeutische Diagnostik bei Autismus und möglicher ergänzender Methodik und Mittel. Die Überprüfung der sprachlichen Ebenen Phonetik/Phonologie, Morphologie/Syntax und Semantik/Lexikon bilden nur einen Anfang der hinreichenden Analyse von Sprache und Kommunikation bei Autismus. Ergebnisse standardisierter Sprachtests müssen gegebenenfalls relativierend interpretiert werden, es sollte ein besonderes Augenmerk auf die Ebene der Pragmatik gelegt werden. Nicht- und vorsprachliche kommunikative und kognitive Aspekte müssen betrachtet und die stets mögliche Diskrepanz zwischen Kompetenz und Performanz berücksichtigt werden. Das Kind sollte in verschiedenen situativen Kontexten beobachtet und dem Elterninterview ein besonderer Stellenwert eingeräumt werden. Sprachdiagnostik bei Kindern mit Autismus ist also zeitaufwendig und nicht in einem einstündigen Termin erledigt. Um ein genaues Profil kommunikativer Fähigkeiten des Kindes zu erlangen, ist die Sprachdiagnostik während eines stationären oder halbstationären Aufenthaltes der Kinder besonders geeignet, da hier die Möglichkeit kurzer Diagnostikeinheiten, der Gewöhnung aneinander und der Beobachtung in verschiedenen Alltagssituationen ermöglicht wird. Auch Kinder, die blickdiagnostisch sprachlich unauffällig erscheinen, sollten stets eine eingehende Untersuchung mit dem Augenmerk auf Sprache und Kommunikation erhalten. Rezeptive Defizite sowohl auf der verbalen Ebene als auch im Schriftsprachverständnis lassen sich oft nur durch gezielte Untersuchungen identifizieren. RAPIN & DUNN (2003) weisen in einer Studie mit 300 Kindern mit Autismus-Spektrum-Störungen im Alter zwischen zwei und fünf Jahren bei allen Kindern Defizite im Sprachverständnis nach. 63 Prozent der Kinder zeigten Störungen im Syntax-Verständnis. Die Autoren schlossen daraus, dass auch bei autistischen Kindern, die in der Blickdiagnostik sprachlich unauffällig entwickelt scheinen, immer eine differenzierte Diagnostik zumindest der rezeptiven Sprache erfolgen sollte.

POTTER & WHITTAKER (2001) weisen darauf hin, dass der ausschließliche Fokus auf die Defizite autistischer Kinder rasch zu inadäquaten Überzeugungen über die Grenzen ihrer möglichen weiteren Entwicklung führt. In der individuellen Diagnostik ist es also wichtig, neben den Defiziten Ressourcen herauszuarbeiten – jedes einzelne Kind sollte also darauf untersucht werden, welche Kompetenzen entwickelt sind, wo unterstützende Umweltfaktoren bestehen und wie diese Ressourcen für die gemeinsame Arbeit und den Alltag des Kindes genutzt werden können.

3.1 Testdiagnostik

Zur Testung der sprachlichen Ebenen bei sprechenden autistischen Kindern eignen sich die üblichen Verfahren, etwa der Wortschatz- und Wortfindungstest (WWT) für Sechs- bis Zehnjährige von GLÜCK (2007) zur Überprüfung der Wortschatzleistungen oder von FOX (2006) der „Test for Reception of Grammar – German Version" (TROG-D) zur Überprüfung des Satzverständnisses. Hierbei fallen im klinischen Alltag immer wieder autistische Kinder auf, die aufgrund von Entscheidungsschwierigkeiten Probleme beim Zeigen auf Bilder haben, die gerade bei grammatikalischen Tests die Aufgabe nicht erfassen und nach eigener Art lösen oder das Bildmaterial als nicht eindeutig erfassen. Einige Items im TROG-D werden nach eigener Erfahrung immer wieder von autistischen Kindern zurecht als nicht eindeutig moniert. So hat zum Beispiel der Hund, der farblos sein sollte, eine braune Nase, das „einfarbige" T-Shirt ein buntes Emblem, das Gelb einiger Bilder wird von vielen Kindern eher als Grün identifiziert. Außerdem finden sich häufig Kinder mit Autismus, die durch zu komplexe oder zu stark stilisierte visuelle Stimuli zu keiner korrekten Bewältigung der Aufforderungen kommen. Viele autistische Kinder können sich nicht durchringen, das „am ehesten passende" Bild zu zeigen, wenn die Stimuli nicht exakt sind. Dass autistische Kinder dazu neigen, eigenen assoziativen Ideen zu folgen, kann ein maßgeblicher Faktor sein, der die Bewältigung von Sprachtests und die Auswertbarkeit der Ergebnisse deutlich erschwert. In einer Studie von ROBERTS ET AL. (2004) zeigten Kinder mit Autismus in der Sprachdiagnostik ein vermehrtes Auslassen morphologischer Tempusmarkierung sowie Auslassung von Artikeln. Viele Kinder reagierten auf Testfragen außerdem echolalisch. Die Autoren weisen darauf hin, dass es sich hier möglicherweise weniger um Defizite in den vermeintlich getesteten sprachlichen Bereichen, sondern vielmehr um Probleme im Aufgabenverständnis handelte. Es sollten also gerade bei autistischen Kindern in die Diagnostik der expressiven Grammatik stets Analysen spontansprachlicher Äußerungen integriert werden, sodass eine Verzerrung durch fehlerhaftes Aufgabenverständnis in den morpho-syntaktischen Aufgabenteilen der Sprachtests ausgeschlossen werden kann.

Eine besondere Anforderung bildet die Sprachdiagnostik bei autistischen Kleinkindern, die noch keine oder stark reduzierte verbale Sprache zeigen. Da bei Kleinkindern oft noch keine Autismus-Diagnose vergeben wurde und sie gegebenenfalls vor der Erwägung einer kinder- und jugendpsychiatrischen Untersuchung beim Sprachtherapeuten vorgestellt werden, ist es für diesen wichtig, mögliche Hinweise auf Autismus zu kennen. Paul (2005) gibt acht Merkmale an, auf die ein besonderes Augenmerk gelegt werden sollte.

Mögliche prälinguistische Hinweisträger auf Autismus (PAUL, 2005, S. 799-800)

- reduzierte Häufigkeit präverbaler kommunikativer Aktionen
- verzögerte Entwicklung aktiver Zeigegesten und der eigenen Reaktion auf Zeigen durch andere Personen
- Gebrauch nonkonventioneller Wege der Kommunikation, wie Personen zu Dingen hinziehen anstatt zu zeigen und hinzuschauen
- reduzierte Reaktionen auf Sprache und den eigenen Namen
- eingeschränkte eigene kommunikative Mittel, auf die Wunscherfüllung und die Instrumentalisierung anderer begrenzt – weniger zur sozialen Interaktion und kommentierender Aufmerksamkeitslenkung anderer
- atypische präverbale Vokalisationen
- Defizite im Symbol- und Rollenspiel
- eingeschränkte Fähigkeiten in der Imitation anderer

3

Bei vielen, insbesondere nicht sprechenden Kindern und Autisten im Kleinkindalter kann eine Testdiagnostik mittels standardisierter Tests gänzlich unmöglich sein oder schlicht nicht sinnvoll, da sie die Einbettung sprachlicher Kompetenzen in die Kommunikation im Alltag nicht abbildet. Daher werden bei der Bewertung sprachlicher und kommunikativer Fähigkeiten von Kindern mit Autismus immer ergänzende Methoden der strukturierten Verhaltensbeobachtung und des Elterninterviews empfohlen.

3.2 Verhaltensbeobachtung

Während die Entwicklung der sonstigen sprachlichen Ebenen mit konventionellen Sprachtests für das erste Sprachalter erhoben werden kann, sollte den im obigen Kasten genannten Merkmalen ein besonderes Augenmerk in strukturierten spielerischen Settings gegeben werden. PAUL (2005) empfiehlt hier verschiedene Diagnostikmittel aus dem angloamerikanischen Sprachgebrauch, deren Übertragung ins Deutsche noch aussteht. Ein Fragebogen, der durch reine Übersetzung übertragbar ist, ist die von WETHERBY ET AL. (2002) entworfene „Communication and Symbolic Behavior Scale" (CSBS). Der Fragebogen widmet sich den Bereichen Emotion und Blick, Kommunikation, Gesten, Vokalisationen, Wortproduktion, Sprachverstehen und Objektgebrauch. In der Auswertung ergibt sich ein Urteil über Auffälligkeiten der sozialen, der sprachlichen und der symbolischen Komponente einer möglichen Störung.
Die „Early Scale of Communication and Socialization" (ESCS) nach MUNDY ET AL. (1996) stellt eine komplexere Herangehensweise dar, die eine quantitative und qualita-

tive Aussage zu den Bereichen Initiierung und Responsivität, geteilte Aufmerksamkeit, Aufforderungen zur Wunscherfüllung sowie soziale Interaktion ermöglicht.
Bei älteren nicht sprechenden Kindern steht die Sprachuntersuchung meist nicht mehr so sehr unter dem Augenmerk einer Ausdifferenzierung autistisch-bedingter Sprachstörungen, sondern zielt auf die Untersuchung der individuellen Bedürfnisse und Ressourcen des Patienten zur Herstellung von Kommunikation ab. Hier bietet die Untersuchung zum Beispiel die Grundlage für die Auswahl und Strukturierung möglicher Mittel der Unterstützten Kommunikation. PAUL (2005) weist darauf hin, dass zu klären ist, was die Person kommunizieren muss, mit wem, in welchen Settings und zu welchen Zwecken. Hier muss Interviews mit Bezugspersonen ein besonderer Stellenwert eingeräumt werden. Auch stellt die Zusammenarbeit mit Kollegen aus Psychologie und Pflege (z. B. Fragestellung nach ersatzkommunikativen Handlungen der Selbst- und Fremdaggression) und der Sozialarbeit (Implementierung von eventuellen Helfersystemen und Beantragung der Finanzierung von Kommunikationssystemen) eine besondere Anforderung an die interdisziplinäre Arbeit. Hinsichtlich der Implementierung Unterstützter Kommunikation müssen Grundfähigkeiten der Bild- und Symbolerkennung sowie ihrer Benutzung untersucht werden. Es gilt herauszufinden, ob der Patient Objekte, Farbfotos, Schwarz-Weiß-Fotos, mehrfarbige Zeichnungen und einfarbige Zeichnungen sowie Schriftsprache erkennen kann. PAUL (2005) zieht das höchste Level des Erkennens, welches das Kind entwickelt hat, als erstes Level seines Kommunikationssystems heran.
In der Beurteilung des Sprachverständnisses autistischer Kinder liegt eine besondere Herausforderung für den Untersuchenden. POTTER & WHITTAKER (2001) weisen darauf hin, dass das Sprachverstehen autistischer Kinder häufig überschätzt werde. Die Kinder würden oft auf situative Hinweisreize reagieren und ihre Merkfähigkeit für Alltagsroutinen nutzen. Dies könne auch bedeuten, dass die Kinder bestimmte verbale Aufforderungen in vertrautem Kontext verstehen, diesen in neuen Situationen jedoch nicht nachkommen können.

PRAXISBEISPIEL

Diagnostik des Sprachverstehens autistischer Kinder (POTTER & WHITTAKER, 2001, S. 36.)
„Ich folge dem Kind ungefähr eine Stunde lang durch den Klassenraum zu bestimmten Zeiten mit Schlüsselsituationen. Wir beginnen mit dem Bällebad – ich kann beobachten, wie das Kind auf das Wort ‚Bällebad' reagiert – geht es zur Tür? Geht es, wenn der Lehrer ihm einen Ball zeigt? Oder geht es, weil es sieht, dass sich alle anderen Kinder bereits an der Tür anstellen?"

Während die Anfertigung eines Spontansprachprotokolls zur Analyse sprachlicher Performanz und eventueller autismusspezifischer Merkmale (z. B. Echolalien, Stereotypien, unkonventioneller Wortgebrauch) für autistische Kinder mit logorrhoischen Tendenzen leichter ist, stellt sich diese Aufgabe bei Kindern mit gemindertem Sprachantrieb als schwierig dar. PAUL (2005) weist darauf hin, dass kommunikative Äußerungen bei diesen Kindern unter Umständen gezielt elizitiert werden müssen.

Hilfen zur Elizitierung spontansprachlicher Äußerungen bei autistischen Kindern (PAUL, 2005, S. 805)

- attraktives Spielzeug einbehalten, sodass das Kind es einfordern muss
- einen von dem Kind bevorzugten Snack essen (z. B. Süßes), ohne ihm etwas anzubieten, sodass es etwas fordern muss
- Spielzeuge anbieten, die das Kind aus einem Sack oder einer Schachtel ziehen kann, um Kommentare zu stimulieren
- Kind in eine gemeinsame Routine einbinden, wie z. B. Rollen eines Balls, und plötzlich unterbrechen oder den Ablauf variieren
- Kind in soziale Routinen einbinden, wie Kitzelspiele oder Fingerspiele mit plötzlicher Unterbrechung, damit das Kind eine Weiterführung fordert
- Objekt oder Aktivität anbieten, die das Kind mit Sicherheit nicht mag, um die Kommunikation einer Ablehnung zu stimulieren
- Teile von Spielzeugen oder Puzzles anbieten und wichtige Teile zurückhalten, um das Kind dazu zu bringen, diese einzufordern
- Nicht- oder Falschverstehen vorspielen, um Reparaturstrategien des Kindes zu beobachten
- plötzlich etwas Unerwartetes oder „Verrücktes" tun, wie etwa das Aufsetzen eines komischen Hutes oder einer Clownsnase, um einen Kommentar des Kindes zu stimulieren

Für bereits dialogisch kommunizierende Kinder gibt PAUL (2005) einige weitere Kategorien an, die in der verbalen Interaktion mit ihnen zu beachten sind. Die Kategorien schließen folgende Bereiche ein:

- Kommunikative Funktionen (z. B. Lenkung anderer und Kommentare eigener Handlungen, Erklären von Kausalitäten und Empfindungen, Voraussagen),
- Diskursivität (z. B. „Turn-Taking", Responsivität zu Sprache, Aufrechterhaltung eines eigenen oder fremden Themas),
- Adressatenanpassung (z. B. unterschiedliche Ansprache einer fremden oder vertrauten Person, unterschiedliche Codes in der Ansprache eines Erwachsenen oder eines Babys, Möglichkeiten in der Steigerung von Höflichkeit),
- Präsupposition (z. B. korrekte Benutzung von Pronomen, Ellipsen, Betonung. Einführung von Referenzen, Reparaturverhalten)
- und kommunikatives Verhalten (z. B. klare, relevante Antworten, Sprachbeiträge im adäquaten quantitativen Maße).

Eine umfassende Untersuchung kommunikativer Kompetenzen autistischer Kinder gibt SILVER (2005) mit dem „Communication Assessment Record" (CAR). CAR liefert eine deskriptive Übersicht kommunikativer Fähigkeiten und beschreibt Ziele und Mittel der Kommunikation der autistischen Person, die Ebene ihres Sprachverständnisses und wie sie im sozialen Kontext interagiert. Mittels wiederholter Assessments sind

funktionale Fortschritte der Kommunikation und Interaktion nachweisbar, die sich unter Umständen in der Testung formaler Sprache (z. B. Wortschatz, Grammatik) nicht manifestieren würden. SILVER (2005) betont, dass eine umfassende Diagnostik von Sprache und Kommunikation autistischer Kinder nicht nur auf Schwierigkeiten der Sprachentwicklung eingehen dürfe. Vielmehr müsse dem Phänomen Rechnung getragen werden, dass Kinder mit Autismus Schwierigkeiten haben, die sprachlichen Kompetenzen, die bereits entwickelt wurden, in effektive Kommunikation umzusetzen (Diskrepanz zwischen Kompetenz und Performanz). Die Autorin weist darauf hin, dass Kinder mit Autismus in Testsettings im Gegensatz zur Alltagsroutine durchaus signifikant abweichende Ergebnisse kommunikativer Leistungen erreichen können. Die Verwendung des Diagnostik-Instruments als Grundlage für das Interview mit Eltern oder sonstigen nahen Bezugspersonen ermöglicht eine genaue Abbildung der Fähigkeiten im vertrauten Umfeld. Es orientiert sich also klar an den Ansprüchen einer funktional orientierten Befunderhebung. CAR soll die effektive Kommunikation des Kindes auswerten und Faktoren offenlegen, die der Betroffene zur effektiven Kommunikation benötigt. In der Untersuchung des Sprachverständnisses werden neben der reinen Decodierung verbaler Information auch hilfreiche Strategien wie etwa visuell-gestische Hinweisreize herangezogen. Außerdem werden Aufmerksamkeitsleistungen und Aspekte der sozialen Interaktion als die Kommunikation und das kommunikative Lernen maßgeblich beeinflussende Faktoren integriert. Neben der deskriptiven Auswertung wird CAR auch einem quantitativen Anspruch gerecht: Jeder Testteil enthält einen zusammenfassenden Bogen, in dem einzelne Parameter quantitativ eingeschätzt werden können. Das anschließende „Communication Curriculum" (SILVER, 2005) gibt Hinweise auf Therapie- und Trainingsbereiche, die sich sowohl auf Förderung von Kompetenzen und Ressourcen als auch auf Kompensation von Defiziten erstrecken. Auch hier steht eine Übersetzung ins Deutsche noch aus.
Zur Untersuchung pragmatischer Kompetenzen bei Jugendlichen und Erwachsenen mit „High-Functioning"-Autismus haben PAUL ET AL. (2003) das „Yale in vivo Pragmatic Protocol" (YIPP) entworfen. PAUL (2005) gibt eine kurze Übersicht über das Setting dieser Untersuchung.

Das YIPP wird stufenweise auf adäquate Reaktion bis hin zu mimischen oder gestischen Reaktionen, Blicken oder Ausbleiben einer Reaktion ausgewertet. Eine analoge Version ist auf dem deutschen Markt noch nicht erhältlich. Auch eine strukturierte Bewertung der narrativen Kompetenzen von Kindern und Jugendlichen fehlt im deutschen Sprachraum noch gänzlich. Da angloamerikanische Vorbilder nicht unbedingt durch reine Übersetzung direkt auf den deutschen Sprachraum anwendbar sind, wird eine ausführliche Beschreibung dieser Diagnostik-Instrumente, etwa der „Strong Narrative Assessment Procedure" (SNAP) von STRONG (1998), hier ausgelassen.

Untersuchung der Pragmatik nach dem „Yale in vivo Pragmatic Protocol" (PAUL, 2005, S. 810)

1) Der Untersucher (U) bringt den Patienten (P) in den Testraum.
2) U. tut so, als könne er das Videogerät nicht bedienen (der Stecker des Geräts wurde nicht eingesteckt, es steckt keine Kassette/DVD im Gerät). U. gibt zuerst keine Hinweise, bittet dann aber um Hilfe.
3) U. beginnt einen Small Talk (Urlaubspläne, Arbeit, Schule etc.), prüft dann Verhalten von P. auf
   - sehr leises Sprechen
   - Nuscheln, Verrauschen mit Papier
   - Gebrauch von Neologismen („Da, wo ich übernachtete, war auch ein ASG")
   - Pausieren und Warten auf eine Wiederaufnahme des Themas
   - Blick auf die Uhr (Gähnen, Versuch, P.s Sprachbeitrag zu unterbrechen)
   - Bitte an P., U. einen Gefallen zu tun, ohne anzugeben, wie dieser aussehen soll
   - U. sagt: „So, wir müssen noch einige andere Dinge machen." Beobachtung, ob P. Beendigung des Themas beachtet
4) U. verschüttet eine Tasse mit Bonbons
5) U. gibt P. eine Auswahl an Zeitschriften, lässt ihn eine aussuchen und gibt dann eine heraus, die P. nicht ausgesucht hatte
6) Ein Helfer (H.) klopft an die Tür und kommt herein. U. stellt H. und P. einander vor, wartet, dass P. H. begrüßt. H. gibt U. einen Fragebogen zum Ausfüllen, H. geht wieder
7) U. bittet P., den Fragebogen auszufüllen, gibt ihm aber keinen Stift
8) U. sagt: „Also, ich muss jetzt noch zu einem anderen Termin." U. wartet darauf, dass P. die Verabschiedung initiiert

3.3 Interview und Anamnese

Die autismusspezifische Anamnese über das für die Sprachtherapie übliche Elterngespräch hinaus stellt einen wichtigen Bestandteil der Therapie dar. Erstens können die Kinder im häuslichen Setting sehr unterschiedlich zur Diagnostiksituation kommunizieren, sodass der diagnostische Eindruck des Behandlers unbedingt mit der durch die Bezugspersonen wahrgenommenen alltäglichen Realität verglichen werden muss. Zweitens stellen bei Kindern mit Autismus die durch eine Diagnostik festgestellten sprachlichen Defizite und Ressourcen nicht unbedingt den sprachtherapeutischen Bedarf dar. So gibt es Kinder, die mit stark dysgrammatischer Symptomatik eine vergleichsweise funktionale Sprache entwickelt haben, mit der sie im Alltag gut Wünsche und Bedürfnisse äußern können. Es finden sich aber ebenso Kinder, die zwar auf formaler Ebene eine gute morpho-syntaktische und semantisch-lexikalische Entwicklung gemacht haben, diese Kompetenzen aber nicht in die Alltagssprache führen können. Da sich die diagnostische Herangehensweise je nach Status der Sprachentwicklung der Kinder (sprechendes oder nicht sprechendes Kind, Aspekte der Aufmerksamkeit

des Kindes) sehr unterscheidet, empfiehlt es sich, vor der Diagnostik einen Eindruck vom ungefähren Entwicklungsstand des Kindes zu haben. In Kapitel 7.1 findet sich ein autismusspezifischer Anamnesebogen, der als Zusatzbogen zur üblichen Anamnese genutzt werden kann. Dieser kann sowohl gemeinsam mit den Bezugspersonen durchgearbeitet als auch mit nach Hause gegeben werden. Hiermit ist auch ein Vergleich des Verhaltens des Kindes in mehreren Settings möglich.
Für die Untersuchung pragmatischer Besonderheiten und Ressourcen sprechender autistischer Kinder im Interview mit Eltern und Bezugspersonen empfiehlt sich das pragmatische Profil (DOHMEN, 2009). Das Diagnostik-Instrument bietet Interviewbögen für Interviews für Eltern von Kindern bis vier Jahre und Eltern von Kindern von fünf bis zehn Jahren. Es können die vier Bereiche „Kommunikative Intention", „Reaktion auf Kommunikation", „Kommunikationsorganisation" und „Kommunikationskontext" erfasst und ausgewertet werden.
Ein ausführliches Elterngespräch, das auf eigene Erfahrungen der Eltern eingeht (z. B. zu förderlichen und hinderlichen Faktoren für die Arbeit mit ihrem Kind, zu Wünschen und Zielen für den Alltag, Ängsten und Befürchtungen), kann die Mitarbeit der Bezugspersonen stärken und den Transfer der therapeutischen Fortschritte in den Alltag unterstützen. Die Eltern des autistischen Kindes bekommen dabei das Gefühl vermittelt, dass sie die Spezialisten für den Umgang mit ihrem Kind sind, und werden ermutigt, Bedenken und Skepsis zu äußern. Dies kann eine langfristige Kooperation zwischen Therapeut, Kind und Eltern sichern (siehe auch Kapitel 4.7).

Mit dem Komm!-Bogen legen MÜLLER & CAROLI (2008) ein Instrument zur Sprachdiagnostik bei minimal-verbalen Kindern vor. Der Elternfragebogen strebt eine bestmögliche Passung zwischen Entwicklungsmerkmalen des Kindes und der gewählten Intervention an. Dabei wird die Entwicklung des Kindes in das „Erweiterte Modell der Repräsentationsveränderungen" nach Aktas (AKTAS, 2004) eingeordnet. Außerdem wird das Kommunikationsverhalten der Kinder im Hinblick auf verschiedene Kontexte untersucht, dabei wird zwischen sozial motivierten Situationen (z. B. Aufmerksamkeit teilen wollen) und funktional motivierten Situationen (z. B. Hilfe einfordern) unterschieden (MÜLLER, 2013). Die Autorinnen arbeiten derzeit an einer Publikation des Bogens. Mit dem Fragebogen wird im deutschen Sprachraum endlich eine standardisierte Diagnostik für minimal-verbale Kinder mit Autismus vorliegen, die eine Basis für ein begründetes individual-therapeutisches Vorgehen schafft.

4 Verbale Sprachanbahnung

4.1 „Applied Verbal Behavior" (AVB)

Der Ansatz der „Applied Verbal Behavior" (SUNDBERG & PARTINGTON, 1998) basiert auf dem Ansatz der „Applied Behavior Analysis" (ABA), dessen Ursprünge auf LOVAAS (1987) zurückgehen. Die Grundtechniken des ABA (auch: „Diskretes Lernen" oder „Discrete Trial Teaching") basieren auf den Grundlagen des operanten Konditionierens, also einem direkten Verstärken erwünschten Verhaltens sowie Entzug der Verstärker unerwünschten Verhaltens. Techniken des ABA sind neben der Verstärkung das Zerlegen von Handlungen in Teilaspekte und das Geben und systematische Ausschleichen („Fading") von Hinweisreizen („Prompts").
Beim „Applied Verbal Behavior" (AVB) handelt es sich um eine auf das Sprachlernen fokussierte Weiterentwicklung. Der Ansatz integriert SKINNERS Werk „Verbal Behavior" (1957), eine theoretische Analyse sprachlichen Verhaltens aus der Perspektive der Verhaltensanalyse. Sprache wird im frühen ABA als Teil eines erlernten Verhaltensrepertoires betrachtet.

„Es ist zu beobachten, daß ein Sprecher ein verbales Repertoire hat, in dem Sinne, daß verschiedene Äußerungsformen in seinem Verhalten abhängig von identifizierbaren Situationsbedingungen auftauchen." (SKINNER, 1957, S. 21)

Im AVB wird nicht nur dem sprachlichen Handeln des Kindes, sondern auch den Intentionen für dieses Verhalten Aufmerksamkeit geschenkt. Es stellt sich nicht nur die Frage, was gesprochen oder kommuniziert wird, sondern auch, wozu.

Exkurs: „Applied Behavior Analysis" (ABA)

Das ABA und die daraus weiterentwickelten Therapieformen zeigen folgende Hauptmerkmale (SCHREIBMAN & INGERSOLL, 2005):

- ein hoch strukturiertes Lernumfeld
- Zielverhalten wird in Teilhandlungen heruntergebrochen
- Teilhandlungen werden so trainiert, dass ein fehlerfreies Lernen ermöglicht wird
- die einzelnen Lernschritte werden ausschließlich vom Therapeuten initiiert
- die Materialien werden vom Therapeuten ausgesucht und während einer Übung nur selten variiert
- es erfolgen Prompts auf die Zielhandlung des Kindes
- eingesetzte Verstärker stehen inhaltlich meist in keiner kausalen Beziehung zur Zielhandlung
- verstärkt werden ausschließlich korrekt ausgeführte oder angedeutete Zielhandlungen

Zielgruppe des Ansatzes sind nicht ausschließlich nicht sprechende Kinder, sondern alle Kinder, die Sprache noch nicht dialogisch anwenden. Dabei wird neben gesprochener Sprache auch die Kommunikation durch Zeigen, Schreiben und Gebärden integriert. Die Intervention nach AVB setzt eine auf den Behandlungsansatz spezialisierte Diagnostik voraus, in der z. B. Kenntnis über präferierte Tätigkeiten und Objekte des Kindes erlangt wird. Mithilfe dieses Wissens kann dann ein erstes Lernsetting nach AVB geschaffen werden. Erstes Ziel ist es, den Therapieraum und den Therapeuten mit einem positiven Erleben zu koppeln.

Grundregeln zur Schaffung eines Lernsettings nach „Applied Verbal Behavior"

- mit einer Analyse der vom Kind bevorzugten Spielinteressen (auch im Sinne von stereotypen Interessen) beginnen – welche Handlungen oder Objekte begeistern das Kind (z. B. Spielzeuge, Kreisel, Seifenblasen)?
- Sammlung dieser Objekte im Therapiezimmer um den Therapeuten
- Objekte und Handlungen zunächst in einem anforderungsfreien Setting nutzen, um dann das Therapiesetting / den Therapeuten mit der erlebten Freude zu koppeln.

„Das erste Ziel ist, dass das Kind freudig ins Therapiezimmer und auf den Therapeuten zugerannt kommt!" (BARBERA & RASMUSSEN, 2007, S. 21)

Indem die vom Kind favorisierte Handlung gemeinsam ausgeführt wird, vermittelt der Therapeut dem Kind das Erlebnis geteilter Freude und legt damit den Grundbaustein des triangulären Blickkontakts.

PRAXISBEISPIEL

Wortlernen nach dem Applied Verbal Behavior (BARBERA & RASMUSSEN, 2007, S. 22)

„Das Kind lernt, ‚Ball' zu sagen, wenn es die Herausgabe des Balles wünscht, es lernt, ein Bild mit einem Ball zu benennen, den Ball zu berühren, wenn es das Wort vom Erwachsenen hört sowie schließlich Fragen über den Ball zu beantworten."

Der AVB geht davon aus, dass jede Funktion eines Wortes explizit gelernt werden kann. Dies zeigt sich am Beispiel des Wortes „Ball":

Bei nicht sprechenden Kindern wird im AVB sofort eine Überbrückung der Kommunikationsbarriere in Form von alternativen Kommunikationssystemen angeboten, um das Einfordern von Dingen und Aktivitäten („Manding") sofort zu ermöglichen. In der Diagnostik nach AVB wird nicht explizit zwischen rezeptivem und expressivem Sprachentwicklungsstand unterschieden – Inhalt der Therapie ist vorwiegend die expressive Sprache.

Bei allen Kindern, mit denen der AVB begonnen wird, setzen SUNDBERG & PARTING-

TON (1998) eine genaue Verhaltensanalyse der bisherigen Kommunikation, auch der durch unerwünschtes Verhalten, voraus.

Analyse der Kommunikation bei nicht-dialogischen Kindern (SUNDBERG & PARTINGTON, 1998)

Wo wird unerwünschtes Verhalten (Schreien, Kratzen, Beißen, Würgen etc.) beobachtet?

- Welchen Nutzen hat dieses Verhalten für das Kind? Wo dient es der Kommunikation?
- Was sind die auslösenden Hinweisreize und die Konsequenzen des Verhaltens?
- Ist das Kind mit unerwünschtem Verhalten kommunikativ erfolgreich? Werden damit Ziele (z. B. Wunscherfüllung, Entzug aus Situationen) erreicht?

Drei häufige Ziele im Verhalten autistischer Kinder:

- etwas haben/erreichen wollen (Wunscherfüllung)
- sich einer Situation entziehen wollen
- sensorischen Input erreichen

Bei Kindern mit einer Häufung von unerwünschtem, oft aggressivem Verhalten kann dieses Wissen essenziell sein, um ein Arbeitssetting herstellen zu können. Die Analyse der Verhaltensweisen sowie die Herstellung eines geeigneten Settings und sinnvoller Reaktionsweisen sollten interdisziplinär im Helfersystem erfolgen.

Sprachtherapeutischer Nutzen der Analyse unerwünschten Verhaltens

- Einsatz eines verbalen bzw. die verbale Entwicklung fördernden Ersatzverhaltens, um Ziele zu erreichen
- Das Einfordern der analysierten Ziele (Ziele der Wunscherfüllung) durch Sprechen, Zeigen, Herzeigen von Karten, Gebärden, etc. wird trainiert

Um das therapeutische Angebot adäquat dem aktuellen Niveau des Kindes anzupassen, empfiehlt sich eine genaue Analyse sprachlicher Vorläufer sowie sprachassoziierter Funktionen. Eine Intervention, die auf einer noch nicht ausreichend entwickelten Basis aufbaut, wird meist ineffektiv sein – oder erste Erfolge werden auf der reinen Übungsebene verbleiben. Nach dem AVB werden folgende Grundaspekte begutachtet:

Untersuchung sprachlicher und vorsprachlicher Grundfunktionen nach Applied Verbal Behavior (BARBERA & RASMUSSEN, 2007)

- **Grundfunktionen des Einforderns – „Manding"** (Wie fordert das Kind Dinge ein? Fordert es nur sichtbare Dinge oder auch verstaute Gegenstände/Gegenstände in anderen Zimmern ein? Was fordert das Kind ein – Dinge/Aktivitäten, Aufmerksamkeit?)
- **Grundfunktionen des Benennens – „Tacting"** (Kann das Kind seine Lieblingsgegenstände auf dem Foto benennen? Gibt es eine Diskrepanz im Benennen von Gegenständen/Bildern/Zeichnungen/Symbolen?)
- **Grundfunktionen des Nachsprechens** (Können Wörter direkt nachgesprochen werden? Ist dies erst mit zeitlicher Verzögerung möglich? Zeigt das Kind im Alltag Echolalien?)
- **Grundfunktionen intraverbaler Fähigkeiten** (Können bekannte Sätze/Reime/Lieder ergänzt werden? Gibt es eine Diskrepanz zwischen Fähigkeiten der Ergänzung und des freien Sprechens?)
- **Grundfunktionen des Sprachverständnisses** (Wie reagiert das Kind auf Sprache/vereinfachte Sprache/Lautstärke/Wegnahme gestischer Hinweisreize?)
- **Grundfunktionen der Imitation** (Kann das Kind einfache und verkettete Handlungen nachahmen? Erfolgen Nachahmungen auf Anforderung oder von sich aus? Können einfache Bewegungen nachgeahmt werden?
- **Grundfunktionen der visuellen Wahrnehmung** (Kann das Kind zuordnen – farbliches Zuordnen, Foto/Zeichnung, Objekte, die gleich, aber nicht identisch sind – z. B. zwei unterschiedliche Tassen?)

Der AVB geht von der verhaltenstherapeutischen Annahme aus, dass Personen ihr Verhalten durch Verstärkung wiederholen und stabilisieren. Wird eine Verhaltensweise mit positiver Zuwendung, Aktivitäten oder Sachwerten bestärkt, zeigt sich das Verhalten in Erwartung einer weiteren Verstärkung öfter. Diese Erkenntnis macht sich der AVB auch für das Kommunikationsverhalten autistischer Kinder zunutze. Bei der Arbeit mit autistischen Kindern sollten jedoch die Verstärker für erwünschtes Zielverhalten (Sprechen, Blickkontakt, etc.) genau ausgewählt werden. Hierbei muss bedacht werden, dass die Verstärker immer individuell an die Vorlieben des Patienten und an die individuellen Erfahrungen mit ihm geknüpft sind. Außerdem ist davon auszugehen, dass Verstärker mitunter gewechselt werden müssen, um den Attraktivitätsgehalt zu erhalten. Die zeitliche Direktheit des Verstärkens kann für Kinder mit Autismus eine große Rolle spielen, damit eine Kausalität zwischen Verstärker und gezeigtem Zielverhalten hergestellt wird.

Es ist Ziel der anfänglichen Arbeit mit Verstärkern nach AVB, nicht nur das therapeutische Setting (z. B. den Arbeitstisch oder den Therapieraum), sondern auch die Person des Therapeuten und schließlich seine Stimme mit dem Verstärker zu assoziieren. Letzteres geschieht, indem die jeweilige Verstärkung sprachlich begleitet wird („Schau, der Kreisel! Huuuiiiii!"). Das Kind lernt im zweiten Schritt, dass der Therapeut den Verstärker bei sich hat und diesen herausgibt, wenn es sich z. B. auf ihn zubewegt oder Blickkontakt aufnimmt.

Vor- und Nachteile einzelner Verstärker aus Perspektive der Applied Verbal Behavior

Verstärker	Pro	Contra
Lieblingsspielzeug	Lieblingsspielzeuge sind oft bereits bekannt	Wiederhergeben des Spielzeugs nach Verstärkung kann in Kämpfen und in ungünstiger Dynamik enden
Nahrungsmittel (Süßigkeiten, Lieblingsgetränke)	Gut dosierbar, keine Kämpfe, da kein Wiederhergeben notwendig	Ungünstig bei bereits bestehenden Störungen im Bereich der Ernährung, ungünstig als dauerhafter Verstärker (Anbieten von Süßigkeiten als Verstärker während des gesamten Tages)
TV, Videos und DVD	Durch Therapeut gut kontrollierbar, in Minuten „dosierbar"	Auch hier negative Dynamik bei Stoppen des Lieblingsvideos möglich
Verstärker aus dem Inventar selbst-stimulierenden Verhaltens	Vielzahl von möglichen Verstärkern, wenn bevorzugter Wahrnehmungskanal bekannt	Ebenso negative Dynamik bei Wegnahme möglich

Im weiteren Verlauf soll das Einfordern des Verstärkers durch das Kind ausgebaut werden. Dabei darf keine Überforderung entstehen, wie zum Beispiel zu rascher Druck zum verbalen Einfordern oder die Anforderung, im ganzen Satz zu sprechen. Für das Kind sollte das Einfordern des Verstärkers so niedrigschwellig gestaffelt sein, dass es ihm stets leichtfällt.

Mit dem Training des gezielten Einforderns („Manding") sollte erst dann begonnen werden, wenn das Setting und die Person des Therapeuten offensichtlich positiv besetzt sind und der kleine Patient selbst nach Verstärkern greift und sie vom Therapeuten annimmt. Außerdem sollte sich erstes Einfordern aus AVB-Perspektive nicht nur auf einen Gegenstand beschränken. Es sollten stets Konkreta verwendet werden und die Reaktionen des Kindes sollten genau dokumentiert werden.

Erste Schritte zum verbalen Einfordern – „Manding" (BARBERA & RASMUSSEN, 2007)

1) Nicht nur auf ein „Mand" beschränken, da das Kind sonst schnell übergeneralisiert (z. B. „Auto" für alle Verstärker)
2) Konkreta als „Mands" nutzen, um den Transfer vom sichtbaren zum verstauten Objekt herstellen zu können. Wenn das Eis noch im Kühlschrank ist, kann es durch „Eis!" adäquat eingefordert werden, nicht aber durch Abstrakta wie „Mehr!"
3) Zu Beginn keinen Anspruch auf Satzbildung stellen. Die Bildung von Wortkombinationen und Sätzen sollte immer sinnvoll sein (z. B. zur näheren Spezifizierung „rotes Auto!")
4) Ist das verbale Einfordern nicht erfolgreich, nonverbale Mittel nutzen (z. B. Gebärden). So wird das Prinzip des Einforderns trotzdem erkannt und späteres verbales Lernen gestützt
5) Genau dokumentieren – wann wurde spontan eingefordert, wann mit Unterstützung der Therapeuten?

Das Prinzip des fehlerfreien Lernens aus dem ABA wird auch im AVB fortgeführt. Ehe das Kind eine Aktion nicht ausführen kann oder sie falsch ausführt, ist es die Aufgabe des Therapeuten, einen klaren Hinweisreiz auf die Zielhandlung (auch sprachliche Zielhandlungen inbegriffen), einen sogenannten „Prompt", zu geben. Dieser Hinweisreiz kann mitunter taktil oder verbal (Vorsprechen) sein und sollte dann ausgeschlichen werden, wenn der Eindruck entsteht, dass das Kind den Sinn seiner „gepromptеten" Aktion zu verstehen beginnt. Andernfalls wird ein Transfer der Zielhandlung ins Verhaltensrepertoire des Kindes unwahrscheinlich.

Zur Wortauswahl erster anzubahnender Begriffe nach SUNDBERG & PARTINGTON (1998)

- Erste Wörter sollten Begriffe für Verstärker sein.
- Erste Wörter sollten dem Kind bereits aus dem Alltag bekannt sein.
- Erste Wörter sollten eine einfach zu produzierende Lautstruktur besitzen.
- Erste Wörter in Gebärdensprachen sollten ikonisch für den Begriff stehen, die Gebärde sollte den Begriff also tatsächlich erkennbar darstellen.
- Erste Begriffe sollten dem Kind in seinem Alltag ständig begegnen.
- Erste Wörter sollten keine Ähnlichkeit miteinander haben (z. B. keine Reimwörter).
- Erste Wörter sollten keine negativen Assoziationen für das Kind tragen (z. B. Bett, Toilette, etc.).

Auch die Funktionen des Benennens sowie des Befolgens verbaler Anforderungen werden nach AVB mit Verstärkern und Prompts belegt. Um das Hören auf den eigenen Namen zu trainieren, empfehlen BARBERA & RASMUSSEN (2007), zunächst während des Tages die Namensnennung („Tom, komm her! Tom, hol die Schuhe! Tom, schau da!") zu reduzieren und in der Therapiesituation das Nennen seines Namens mit einem starken Verstärker zu belegen.

PRAXISBEISPIEL

Sprachverständnisarbeit nach „Applied Verbal Behavior"

„Stellen Sie sich hinter Dennis, während er sich mit etwas anderem beschäftigt. Rufen Sie seinen Namen und berühren Sie seine Schulter, drehen Sie ihn herum und geben ihm den Verstärker. Schleichen Sie den Hinweisreiz aus, indem Sie sich immer weiter wegstellen und das Berühren der Schulter verzögern. Dennis wird erkennen, dass etwas Gutes geschieht, wenn er seinen Namen hört." (BARBERA & RASMUSSEN, 2007, S. 106)

Im weiteren Sprachverständnistraining sollten stets mehrere Aufforderungen parallel geübt werden, damit das Kind gezwungen ist, die verschiedenen Verbalreize zu differenzieren. Im anderen Fall wird der sprachliche Inhalt mit großer Wahrscheinlichkeit nicht analysiert werden, sondern lediglich auf stimmliche oder gestische Hinweisreize reagiert werden. Auch Gestik oder eindeutige Blicke gelten hierbei als Prompts, die im Verlauf ausgeschlichen werden müssen.

PRAXISBEISPIEL

„Applied Verbal Behavior"

SUNDBERG & PARTINGTON (1998) beschreiben ein Vorgehen, um ihrem Patienten das Reagieren auf die Aufforderung „Komm her!" beizubringen:

Zuerst muss das vom Kind erwartete Verhalten bestimmt werden. Der Patient soll bei der Aufforderung „Komm her!" zum Therapeuten laufen. Der Therapeut hat einen Verstärker, den sich das Kind zu Beginn gern abholen kommt. Das Kind kann nach der Aufforderung einen leichten physischen (Herziehen oder Anstupsen) Hinweisreiz („Prompt") erhalten, sich zum Therapeuten zu bewegen. Sobald es sich dorthin bewegt, bekommt es den Verstärker ausgehändigt. Sobald dies mit Prompts funktioniert, sollten diese so langsam ausgeschlichen werden, dass die Prozedur weiterhin erfolgreich funktioniert. Ein weiterer Schritt liegt im langsamen Ausweiten der Distanz zwischen Kind und Therapeut sowie darin, den Verstärker immer weiter hinter dem Rücken zu verstecken. Um eine Generalisierung herzustellen, sollte die gleiche Prozedur mit mehreren Personen aus dem Alltag des Kindes anstelle des Therapeuten durchgespielt werden. Statt eines gegenständlichen Verstärkers sind auch Aktivitäten wie Kitzeln, Hochheben oder Herumschleudern möglich, wenn sie vom Kind offensichtlich genossen werden. Diese Aktivitäten lassen sich mit einer begleitenden Hinweisgeste umsetzen („Komm her!" + kitzelnde Geste)

Es handelt sich hier um eine kurze Zusammenfassung der Grundprinzipien des AVB, um eine erste Sprachanbahnung herzustellen. Der Ansatz bietet eine weit ausgefeiltere methodische Spannbreite sowohl für die ersten Grundfunktionen des Sprechens und Verstehens als auch für höhere dialogische Fertigkeiten. Viele Grundelemente dieser Methodik bleiben für den Autismus auch über die Grenzen des AVB hinaus bestehen und sind mit anderen Ansätzen kombinierbar.

„Applied Behavior Analysis" und „Applied Verbal Behavior" – Evidenz und Kritik

SCHREIBMAN & INGERSOLL (2005) beschreiben diese hoch strukturierte Therapieform als durch vielfältige Studien bewiesene hoch effektive Intervention, die einen deutlichen Zuwachs auf allen Entwicklungsebenen fördere.
Der Umstand, dass der Ansatz ausschließlich auf der Initiative des Therapeuten beruhe und ausschließlich im hoch kontrollierten Setting durchgeführt werde, habe allerdings negative Konsequenzen für den Alltagstransfer in die Spontanhandlungen der Patienten (CARR & DURAND, 1985). Ein weiterer Grund hierfür sei die Nutzung künstlicher Verstärker, die in keiner Beziehung zur Handlung stehen. HARTMANN (2010) kritisiert weiter, dass das Verhalten in dynamischen Systemen nicht mittels ABA gelernt werden könne. Flexibilität sei nicht in starren Settings erlernbar, außerdem ermögliche die feste Lehrer-Schüler-Vorgabe keinen Dialog. Er sieht eine Nutzung der ABA dort als sinnvoll, wo einzelne Verhaltensbausteine sowie einzelne im offenen Setting kaum vermittelbare Teilfunktionen von Sprache und Intelligenz trainiert werden sollen. Das dem „Applied Verbal Behavior" zugrunde liegende Werk von SKINNER (1957) wurde von CHOMSKY (1959) auf allen Ebenen hart in die Kritik genommen. SKINNER ignoriere nicht nur den dem Menschen innewohnenden Sprachinstinkt, seine Theorie könne außerdem nicht den Aufbau komplexer, kreativer Sprache erklären und vernachlässige die Rolle von Ängsten, Zweifeln und weiteren komplexen mentalen Zuständen in der Kommunikation.
Es gilt also zu bedenken, dass „Applied Verbal Behavior" zwar ein effektives Mittel der ersten Sprachanbahnung und spezieller Entwicklungsbausteine ist, zur weiteren Ausdifferenzierung von Sprache im Sinne einer komplexen Grammatik und Pragmatik jedoch nicht genügt.

4.2 Natürliches Lernformat – „Incidental Teaching"

Mit der pragmatischen Wende ab den 70er Jahren des 20. Jahrhunderts entstand die Theorie, dass sich Sprache aus präverbalem sozialen Austausch des Kindes mit ihm wichtigen Erwachsenen in Mimik, Gestik und Vokalisationen entwickele (BATES, 1976). Dieser Prozess beinhalte ritualisierte Spiele aus Bewegung, Tönen und geteilter Freude (RATNER & BRUNER, 1987) sowie die gegenseitige Aufmerksamkeitslenkung auf Dinge, vor allem, um das Verhalten, die geteilte Aufmerksamkeit („Joint Attention"), die soziale Interaktion und den dyadischen Austausch zu regulieren (BATES, 1976). Es geht also nicht mehr um ein reines Reiz-Reaktions-Modell, sondern um Reziprozität, geteilte Empfindungen und die Interaktion um ihrer selbst willen.
Die Lehre entwickelte sich von der reinen Lehrer-Schüler-Beziehung, in welcher der Schüler lediglich reagierte, zur Förderung des Agierens. Hier findet also eine Förderung der Initiative und ein Lernen in echter Interaktion statt. HART & RISLEY (1968) stellten

auf dieser Basis eine Methode vor, die sich vom Ansatz des ABA deutlich unterschied. Dem ABA warfen sie vor, dass die Ergebnisse eines Lernens in rein didaktischem Rahmen nicht automatisch auf den Alltag übertragbar seien.

Kritik am diskret-didaktischen Ansatz durch Vertreter des natürlichen Lernformats (Rogers, 2006, S. 119)

„Eine diskret-didaktische Methode lehrt Sprache im didaktischen Rahmen und verlässt sich dann auf unsystematische Anlässe im Alltag, um den erworbenen Fertigkeiten eine Funktionalität zu verleihen."

In ihrer Methodik strukturierten HART & RISLEY (1968) das alltägliche Umfeld des Kindes so, dass die gezielte Sprachstruktur oder -funktion ständig notwendig wurde – es fand also eine Art der Kontextoptimierung statt. Kommunikative Initiativen des Kindes wurden sofort aufgegriffen und, wenn nur im Ansatz vorhanden, gepromptet. Der Erfolg der selbst initiierten Kommunikation wirkte also verstärkend. Solche intrinsischen Verstärker, die sich aus dem Alltagshandeln des Kindes ergeben, seien, so die Autoren, wirksamer als externe, von Erwachsenen ausgewählte Mittel. Um den deutlichen Unterschied zum direktiven oder didaktischen Lernen zu markieren, wurde der neue Ansatz als zufälliges Lernen „Incidental Teaching" bezeichnet (HART & RISLEY, 1968). Im „Incidental Teaching" werden natürliche Lernsettings so genutzt, dass Fertigkeiten direkt in dem Setting gelernt werden, in dem sie notwendig sind. Schulische Inhalte – wie das Sitzenbleiben auf einem Stuhl – werden in der Schule geübt, das Essen mit Messer und Gabel am Esstisch zu Hause, genauso das verbale Einfordern von Lebensmitteln. Aus dieser Methode entwickelten sich weitere auch für den Schulunterricht gebräuchliche Methoden. Allen Methoden des naturalistischen Ansatzes sind aber bestimmte Grundprinzipien gemeinsam:

Grundsätze des naturalistischen Ansatzes (ROGERS, 2006)

- Intervention erfolgt im alltäglichen Umfeld des Kindes
- Nutzung intrinsischer Verstärker
- Fokus auf der kommunikativen Initiative des Kindes
- pragmatisch-funktionale Interaktionen
- Förderung von Form und Inhalt natürlich auftretender Interaktionen
- sich im Alltag auflösende und intermittierende Übungssequenzen
- Leitung durch den kindlichen Fokus
- „Prompt"-Strategien variieren je nachdem, was das Kind bereits vorgeben kann

Situationen dieses Ansatzes können so auch während der „Leerzeiten" des Alltages entstehen, wie z. B. beim Umkleiden, bei Autofahrten, beim Fernsehen und Spielen.

PRAXISBEISPIEL

„Incidental Teaching" in einer Spielsituation

Kind und Therapeut befinden sich in einer Spielsituation, attraktive Gegenstände sind sichtbar für das Kind vorhanden. Sobald sich das Kind für einen Gegenstand interessiert, wartet der Therapeut auf die Initiative des Kindes zur Kontaktaufnahme. Erfolgt diese nicht, gibt er eine erste verbale Hilfe: „Was möchtest Du?" Kann das Kind nicht verbal reagieren, zeigt der Therapeut den begehrten Gegenstand und fragt: „Was ist das?" Erfolgt weiter keine Reaktion, erhält das Kind einen Hinweisreiz des Therapeuten zur Nachahmung des Wortes: z. B. „Teddy".

Sollte das Kind bereits vorher eine spontane Äußerung gezeigt haben, ist es nach „Incidental Teaching" wichtig, eine sofortige Verstärkung zu geben – in diesem Falle, dem Kind als Reaktion auf die Äußerung den Teddy zu geben.

Die Lernsituationen sollten für den Patienten immer kurzweilig und lustbetont sein. Sollte dies in einer Situation nicht mehr gegeben sein, werden die Inhalte in einer neuen Situation aufgegriffen.

Auch „zufälliges" Lernen muss geplant werden. Erreichbare Lernziele sollten festgelegt und Alltagssituationen sowie mögliche Hinweisreize vorstrukturiert werden. Nur so werden Überforderungen vermieden und alltägliche Lernsituationen effektiv genutzt. CHARLOP-CHRISTY (2008) betont, dass auch im „Incidental Teaching" das natürliche Umfeld an das Kind angepasst werden muss. Lern- und Kommunikationsgelegenheiten müssen in den Alltag und das Umfeld des Kindes eingefügt werden, etwa indem die präferierten Spielzeuge des Kindes außerhalb seiner Reichweite (jedoch in Sichtweite) platziert werden. Diese Anpassung des Umfeldes führt zu einer Häufung von Lerngelegenheiten.

PRAXISBEISPIEL

„Incidental Teaching" (CHARLOP-CHRISTY, 2008, S. 6)

Die Frühstückssituation kann bei Austin, der sprechen kann, aber von der Fähigkeit wenig Gebrauch macht, eine tägliche Lernsituation darstellen. Normalerweise kam Austin morgens an den gedeckten Frühstückstisch und konnte ohne kommunizieren zu müssen mit dem Essen beginnen. Um diese Notwendigkeit herzustellen, platzierte seine Mutter Austins Lieblingszutaten (Brötchen, Marmelade) in eine durchsichtige Box, die er selbst nicht öffnen konnte, auf dem Tisch. So musste er jeden Morgen seine Wünsche mitteilen.

Das „Incidental Teaching" bietet dem Patienten zwar weniger Durchgänge, um eine Fertigkeit zu lernen, dafür werden sie allerdings immer als sinnvoll erfahren. Im diskreten Lernen bekäme die Patientin Sarah unzählige Gelegenheiten, ihre Therapeutin mit den Worten „Hallo Frau Schmidt!" zu grüßen. Das „Incidental Teaching" beruft sich darauf, dass es für Sarah keinen Sinn ergibt, ihre Therapeutin mehrmals hintereinander in einer Situation zu grüßen. Diese Fertigkeit wird also nur in der ihr adäquaten Situation und mit der situationsadäquaten Variation geübt. Es geht also mehr um die Qualität als um die Quantität der Lernsituationen (vgl. CHARLOP-CHRISTY, 2008).

PRAXISBEISPIEL

„Incidental Teaching"

Ein weiteres Beispiel für eine Lernsituation nach dem natürlichen Lernformat in der Spielsituation geben LEBLANC ET AL. (2006): Kind und Therapeut sitzen sich gegenüber, vor ihnen einige anregende und alltagsnahe Objekte und Spielzeuge. Der Therapeut bietet dem Kind drei Objekte an und bittet, eines auszuwählen. Der Therapeut nutzt das gewählte Objekt, um adäquate Handungs- und Spielmöglichkeiten damit zu zeigen, sowie um Sprache daran zu modulieren. Nach der Äußerung „das Auto" lässt er dem Kind Zeit, für mögliche verbale Versuche. Alle Versuche vokaler Imitation führen dazu, dass das Kind den Gegenstand bekommt. Nach einer kurzen Spieleinheit nimmt der Therapeut den Gegenstand wieder zu sich und stellt ein weiteres Objekt auf die gleiche Weise vor. Während dieses Vorgehens modelliert er Versuche der Wortproduktion des Kindes immer weiter in Richtung der Zieläußerung. Bei Kindern, die noch gar nicht sprechen, werden auch Gesten oder erste Stimmgebungen und deren Versuche anerkannt. Diese können später zu Vokalen oder ersten Konsonant-Vokal-Verbindungen geformt werden.

Das „Incidental Teaching" folgt ebenfalls einem didaktischen Konzept, das sich in einzelne methodische Schritte einteilen lässt. So muss ein Verhalten, das im Alltagskontext stimuliert werden soll, zuerst ausgewählt und überprüfbar gemacht werden. Um die Effektivität der Therapie zu evaluieren, gerade wenn mehrere Helfer mit dem Kind arbeiten, ist eine genaue Dokumentation empfehlenswert.

Schritte des „Incidental Teaching" nach CHARLOP-CHRISTY (2008)

1) Auswahl eines Zielverhaltens
2) Übersetzung des Zielverhaltens in eine messbare, beobachtbare und spezifische Größe
3) Identifizierung von Lerngelegenheiten
4) Einbauen von Lerngelegenheiten in den Alltag
5) Auswahl einer Vermittlungsmethode (z. B. Schritte oder Form der „Prompts")
6) Datensammlung im natürlichen Setting (Dokumentation der Lerngelegenheiten)
7) visuelle Systematisierung der Daten und Evaluation des Lernprozesses

SUNDBERG & PARTINGTON (1998) erkannten die Notwendigkeit, ABA-verwandte Methoden mit naturalistischen Ansätzen zu verbinden und legten das „Natural Environment Training" (NET) vor. Mit dieser Methode sollte diskretes Lernen in Alltagssituationen integriert werden, sodass Lernerfahrungen über den gesamten Tag möglich sind. LEBLANC ET AL. (2006) weisen darauf hin, dass vielen ABA/AVB-Therapeuten die alternativen Methoden und ihre Evidenz zu unbekannt seien, als dass sie diese mit ihrem Ansatz kombinieren könnten. Wünschenswert seien ein undogmatisches Vorgehen bei Therapeuten der ABA und der naturalistischen Ansätze und ein Blick über den Tellerrand von beiden Seiten aus. Verständnisbarrieren zwischen den Methoden stellen sich vor allem durch konzeptuelle und terminologische Unterschiede. LEBLANC ET AL. (2006) geben über die Unterschiede in der Herangehensweise an Sprache sowie unterschiedlich definierte Begriffe im Umgang mit Sprachlernen eine ausführliche Übersicht.

Evidenz und Kritik der naturalistischen Ansätze

- Zuwächse hinsichtlich Frequenz, Spontaneität, grammatikalischer Komplexität sprachlicher Äußerungen (DELPRATO, 2001)
- erfolgreiches Vermitteln von Präpositionen (MCGEE ET AL., 1999), Morphematik (CARTER, 2001), Artikulation (KOEGEL ET AL., 1998) verbaler Zustimmung und Ablehnung (NEEF ET AL., 1984) und adäquater Anwendung von Fragen (KOEGEL ET AL., 1998).
- im Vergleich zum diskreten Lernen deutlichere Besserung auf Verhaltensebene (KOEGEL ET AL., 1992) sowie insgesamt größere Fortschritte im Sinne von Generalisierung und Aufrechterhaltung der Fähigkeiten (DELPRATO, 2001)

Nachteile:

- Der Ansatz erfordert einen erfahrenen Therapeuten. Er ist schwer über ein Manual an Laien vermittelbar, da er dem Therapeuten durch weniger Strukturierung der Behandlungsschritte eine größere Entscheidungsfreiheit und damit Entscheidungsverantwortung überlässt.
- Es existieren bislang keine vorgefertigten Therapie-Manuale.
- Bei massiven Störungen der Aufmerksamkeit ist ein Ansatz, der dem Interesse eines nicht fokussierenden Kindes folgt, schwer zu verwirklichen.

Fazit: ABA-verwandte Methoden und Methoden des naturalistischen Ansatzes müssen sich nicht ausschließen, es können Elemente aus beidem ergänzt werden.

4.3 „Early Start Denver Model" (ESDM)

Im „Early Start Denver Model" (ESDM) nach ROGERS & DAWSON (2010) wird – ähnlich wie in den naturalistischen Ansätzen – davon ausgegangen, dass sich Sprache aus Vorläuferfunktionen nonverbaler Kommunikation, wie z. B. Blickkontakt, geteilte Aufmerksamkeit, gegenseitige Regulation durch Mimik, Gestik und Stimme sowie – und hier wird der vorangegangene Ansatz um eine linguistische Komponente ergänzt – dem Kind innewohnenden Sprachlernprozessen, entwickelt. Deren Muster und Abfolge werden als weitgehend universell angesehen. CHOMSKYS Kritik am reinen ABA (CHOMSKY, 1959) hat also nachhaltig Gehör gefunden.

Das ESDM stellt einen entwicklungsproximalen Ansatz vor, in dem verschiedene Interventionen je nach aktuellem Entwicklungsstand des Kindes erfolgen. Die Basis der frühen Intervention begründet sich folgendermaßen: Die Erkenntnisse über neurofunktionelle Besonderheiten bei autistischen Kindern (siehe Kapitel 1.3.2) beinhalten die Annahme, dass nicht nur die Neurofunktionen das Erfahren und Verhalten des Kindes prägt, sondern dass in den ersten Lebensjahren das Verhalten und Erfahren des Kindes seine neuronalen Strukturen und Prozesse beeinflussen. Das ESDM nutzt also die frühe Plastizität des Gehirns, um in den ersten Lebensjahren durch spezifische gemeinsame Erfahrungen mit dem Kind dessen neuronale Reifung so zu beeinflussen, dass sich die Ausprägung autismusspezifischer Neurofunktion und damit die Symptomatik reduziert (ROGERS & DAWSON, 2010).

Nutzung der frühen Plastizität des Gehirns nach ESDM

Fehlende Spezialisierung autistischer Kinder auf Stimmen und Gesichter – fehlende Aufmerksamkeit für Interaktionen und Sprachreize – fehlende emotionale Anregung durch Interaktion

↓ | ↓ ESDM-Intervention

	ESDM-Intervention
Fehlende Ausprägung und Verstärkung neuronaler Bahnen, die auf die Integration und Verarbeitung dieser Reize ausgelegt sind **Folge:** **sich verstärkende autismusspezifische Neurofunktion und Symptomatik**	Durch forcierten Fokus auf lustvolle Interaktion und Aufmerksamkeit auf sprachliche Reize verstärkte Ausbildung der entsprechenden Nervenbahnen **Folge:** **abgeschwächte autismusspezifische Neurofunktion und Symptomatik**

Den Grundstein des ESDM lieferte die Studie von ROGERS ET AL. (1986) mit Kindern im Alter von 24-60 Monaten. Ausgehend von der Annahme, dass es sich bei Autismus vor allem um eine sozial-kommunikative Entwicklungsstörung handele, gehe es darum, zu den Kindern eine enge Beziehung als Basis für die sozio-kommunikative Entwicklung herzustellen. Autistische Kinder würden sich, so die Annahme, verstärkt menschliche Spielpartner für ihre favorisierten (Spiel-)Handlungen aussuchen, wenn sie die Interaktion mit diesen als stark positiv und lustvoll empfänden. Um diese Interaktionen herzustellen, wurde die Technik der „sensorisch-sozialen-Routinen" eingeführt. In diesen erhalte das autistische Kind innerhalb einer menschlichen Interaktion eine hohe positive emotionale Rückkopplung und die Routinen würden durch zuerst nonverbale und später verbale Kommunikation aufrechterhalten. Die Autoren betonen die Wichtigkeit einer interdisziplinären Therapie. Psychologie, Sprachtherapie und Ergotherapie (sowie weitere Berufsgruppen) kooperieren also, um nonverbale Kommunikation, Sprache, Kognition und Spiel zu fördern.

Grundprinzipien des „Early Start Denver Model" nach ROGERS & DAWSON (2010)

1) Interventionen durch ein interdisziplinäres Team mit umfassendem Förderplan, der alle Entwicklungsbereiche einschließt
2) Fokus auf emotional-aufgeladene interpersonelle Kontakte (Interaktionen)
3) Entwicklung einer flüssigen, reziproken und spontanen Imitation von Gesten, Mimik und Objektgebrauch
4) Betonung sowohl verbaler als auch nonverbaler Kommunikationsmittel
5) Interpretation erster Äußerungen des Kindes innerhalb eines kommunikativen Rahmens
6) Fokus auf kognitive Aspekte des Spiels in dyadischen Routine-Spielen
7) enge Einbeziehung der Eltern als Förderpartner
8) ständige Diagnostik, Evaluation und Zielgestaltung

Geteilte Freude als ständig präsenter, zentraler Aspekt in allen Lernsituationen

Der Therapie nach ESDM liegt mit der ESDM-Checkliste eine eigene Diagnostik zugrunde. Auf der Basis dieser interdisziplinären Diagnostik erfolgt eine Zielplanung für die verschiedenen Entwicklungsbereiche für einen Zeitraum von zwölf Wochen. Nach Ablauf der Zeit erfolgt eine Evaluation mittels der ESDM-Checkliste mit Aufstellung neuer Ziele.

In der Entwicklung einer gegenseitigen Kommunikation betonen die Autoren, dass die gesamte Bandbreite kommunikativer Handlungen gefördert wird. Es handelt sich also nicht nur um die Förderung des verbalen und nonverbalen Einforderns von Objekten und Handlungen, sondern auch um die Förderung des Protestierens, Grüßens, der Aufmerksamkeitslenkung und -teilung sowie des Kommentierens und begleitenden Sprechens (z. B. im Spiel). Komplexe Fähigkeiten werden in ihre Bestandteile aufgespalten, die dem Kind entsprechend seiner Entwicklungsschritte vermittelt werden.

Dabei konzentriert sich der Therapeut während einer Lernsituation nie ausschließlich auf eine Teilfertigkeit, sondern wird immer zwei bis drei dieser Schritte integrieren.

Eine im ESDM genutzte Methode stellt das „Pivotal Response Training" (KOEGEL & KOEGEL, 1988) dar. Dabei handelt es sich um einen Ansatz, der den naturalistischen Aspekt der geteilten Freude mit Prinzipien des ABA verknüpft.

Grundstrategien des „Pivotal Response Training"

1) Nutzung von Verstärkern, die eine direkte Verbindung zu Motivation und Zielen des Kindes haben
2) Berücksichtigung kindlicher Wahlmöglichkeiten
3) Vermischung zuvor angeeigneter Fähigkeiten mit neuen Aufgaben
4) Verstärkung jedes sich ans Zielverhalten annähernden Verhaltens des Kindes
5) Aktivitätenauswahl immer entsprechend positiv-emotionaler Aufladung für das Kind
6) gemeinsamer Gebrauch des Materials durch Therapeut und Kind

PRAXISBEISPIEL

„Early Start Denver Model"

ROGERS & DAWSON (2010, S. 171) beschreiben eine sprachtherapeutische Lernsituation, in der die Kombination des „Pivotal Response Training" mit einem entwicklungsproximalen Ansatz deutlich wird:

Molly produziert bereits die Silbe „ba" spontan und in der Imitation, wenn ihre Therapeutin diese vorgibt. Die Therapeutin sucht nun Objekte und Aktivitäten, bei denen die Produktion von „ba" sinngebend und relevant wird, zum Beispiel Ball, Ballon und baden. Die Therapeutin bietet Molly einen großen Ball an: „Willst Du den Ball? Ball?" Molly schaut her und blickt den Ball an. Die Therapeutin wiederholt: „Ball? Ba-?" Molly imitiert: „Ba!" Die Therapeutin reagiert und verstärkt: „Ja! Ball!" und beginnt ein Ballspiel mit Molly. Zwischendurch unterbricht sie, hält den Ball zurück und wiederholt den vorigen Turnus. Die zuvor als nichtreferenzielles Lautieren geäußerte Silbe erhält in dieser Aktivität also eine Referenz und wird zum Wort.

Ein Annähern an mehrsilbige Wörter kann im Folgenden geschehen, wenn Molly bereits isoliert „ba" und „o" lautieren kann, sodass die Imitation in der Sequenz „ba" – „o" zur Aktivität mit dem Ballon führt.

Sobald Kinder begleitendes Lautieren zeigen, werden diese Lautäußerungen nach ESDM als Wörter behandelt. Dies bedeutet, dass jede Lautäußerung des Kindes ein dem Kontext angemessenes Wort als Feedback erhält.

PRAXISBEISPIEL

„Early Start Denver Model"

Wenn Antje während des Autospiels also ein „o" lautiert, erfolgt ein Feedback durch die Therapeutin in Wort und Handlung: „Loooooos? Looooos? OK – Loooooooooooos!" wird kombiniert mit der Handlung, das Aufziehauto losfahren zu lassen. Auch hier werden die Wiederholung und Imitation des Lautes durch das Kind ähnlich wie in Mollys Fall während der lustbetonten Spielhandlung immer wieder abgerufen.

ROGERS UND DAWSON (2010) geben für den schrittweisen Aufbau von Sprache zahlreiche Beispiele und beziehen im Vergleich zu den zuvor erläuterten Methoden folgende linguistische Größen mit ein:

- phonematische Wortstruktur
- Wortarten
- sprachliche Entwicklungsreihenfolge in Phonologie, Lexik und Grammatik

Zur Therapie des Sprachverständnisses ist stets zu bedenken, dass autistische Kinder, die augenscheinlich gut verstehen, in vielen Situationen primär auf gestische Hinweisreize reagieren. Dies kann mittels Unterlassens eines gestischen Hinweisreizes zur Aufforderung einer für das Kind angenehmen Handlung (z. B. „Nimm das Auto!") sowie der Kopplung eines missleitenden Hinweisreizes (z. B. dem Anfassen des eigenen Kopfes zur Aufforderung „Hol das Auto!") überprüft werden. Neben Kindern, die sich vor allem an gestischen Hinweisreizen orientieren, gibt es Kinder, die ganz und gar nicht auf verbale Reize zu reagieren scheinen. Zur Therapie des Sprachverständnisses gibt das ESDM folgende Grundprinzipien vor:

Grundprinzipien zur Therapie der rezeptiven Sprache nach „Early Start Denver Model"

- verbale Aufforderungen immer in entwicklungsproximal angepasster Satzlänge
- kurzes Warten auf Reaktion des Kindes
- bei ausbleibender Reaktion körperlicher Hinweisreiz (Führen, „Prompten"), damit das Kind die verbale Aufforderung einer Handlung zuordnet
- kein zu langes Warten, keine zusätzlichen verbalen Erklärungen
- auch hier initial mit für das Kind hochattraktivem Material arbeiten – nur so kann fehlendes Verstehen von fehlendem Wollen unterschieden werden und das Kind ist motiviert, Sprache zu verstehen. Das Vorgehen ermöglicht sofortige kontextimmanente Verstärkung
- eine verbale Aufforderung sollte immer direkt VOR einem gestischen, visuellen oder physischen Hinweisreiz erfolgen, sodass die Decodierung des sprachlichen Reizes immer an erster Stelle steht und durch sonstige Hinweisreize nur unterstützt wird

Das ESDM stellt im Vergleich zu bisherigen Ansätzen nicht nur eine erste Integration linguistischer Prinzipien in die Sprachanbahnung bei Autismus dar. Mithilfe des entwicklungsproximalen Ansatzes stellt der Therapeut auch differenzierte Ziele und Hilfen für den Patienten auf. Der Ansatz kann im interdisziplinären Team durchgeführt werden, ohne dass die einzelnen Berufsgruppen in ihrer jeweiligen Aktivität zu einer unspezifischen Vorgehensweise verleitet werden.

Evidenz und Kritik zum „Early Start Denver Model"

- Nachdem vorwiegend Studien mit sehr kleinen Probandengruppen oder Studien zu ESDM-ähnlichen Ansätzen vorlagen, legten DAWSON ET AL. (2010) eine randomisierte, kontrollierte Studie mit 48 Probanden vor, in der die nach ESDM behandelten Kinder deutliche Verbesserungen in den Bereichen IQ, Verhalten und Schweregrad der autistischen Symptome zeigten.
- Ähnlich wie beim natürlichen Lernformat findet die Arbeit an natürlichen kommunikativen Settings und Funktionen statt, außerdem erhöht die frühe Implementierung in den Alltag den Einfluss in die Ebene der Partizipation.
- Das ESDM integriert Anteile der meisten vorangegangenen Ansätze und stellt damit die komplexeste Methode dar. Es erfordert so einerseits einen erfahrenen Therapeuten mit dem entsprechenden Wissenshintergrund – einzelne Übungsschritte können aber Eltern und weiteren Helfern gut vermittelt werden.

4.4 „Minimal Speech Approach" (MSA)

Der „Minimal Speech Approach" (MSA) von POTTER & WHITTAKER (2001) stellt die logische Konsequenz der Sprach-Aversions-Hypothese (siehe Kapitel 1.3.3) dar. Sowohl für die Arbeit mit dem einzelnen Kind als auch für die Arbeit in Gruppen bietet diese Herangehensweise Impulse, über die es sich nachzudenken lohnt. Gerade im Hinblick auf die Inklusion autistischer Kinder sind Ansätze, die auf Gruppensettings übertragbar sind, wichtig.

Grundlage des Minimal Speech Approach (POTTER & WHITTAKER, 2001, S. 35)

1) Alle Kinder in der Studie zeigten schwere Defizite im Sprachverständnis sowohl im Alltagssetting als auch in der Testsituation.
2) Viele Kinder schienen sich aus der Interaktion mit Erwachsenen zurückzuziehen, da sie nicht verstanden, was der Erwachsene sagte.
3) Interviews, Beobachtung und Videoaufnahmen zeigten, dass die Kinder mehr (spontan) kommunizierten, wenn sie nur einem minimalen Sprachangebot ausgesetzt wurden.

Das Sprachangebot soll nach POTTER & WHITTAKER (2001) möglichst funktional beschaffen sein – den Kindern soll die Möglichkeit eines Schlüsselwortverständnisses gegeben werden. Hierbei ist es für den Erwachsenen wichtig, zu erkennen, welche die funktionalen Schlüsselwörter einer aktuellen Situation sind. Bei einer Vesper-Zeit in der Gruppe könnten es z. B. „trinken, Kakao, Tasse, Keks" sein. Das optimale Sprachangebot besteht laut dem MSA vorerst in Ein- bis Zweiwortsätzen, kann aber auch auf der nonverbalen Annäherung oder im reinen Vokalisieren mit dem Kind beginnen. Auch Bezugspersonen, die versuchten, den Kindern ein minimales Sprachangebot zu geben,

PRAXISBEISPIEL

„Der Minimal Speech Approach" in einer Trampolin-Situation (POTTER & WHITTAKER, 2001, S. 40)

Janet, eine Lehrassistentin, machte mit Paul Sport auf dem Trampolin. Sie sprach in relativ komplexen Sätzen, zum Beispiel: „Was machen wir jetzt als Nächstes? Sollen wir ein bisschen auf- und abspringen?" Paul schaute oft weg. Er versuchte nicht, Kommunikation mit ihr zu initiieren. Janet wurde nun angeraten, nicht mehr zu sprechen und nur seine Vokalisierungen zu imitieren. Paul begann schnell, öfter zu ihr zu schauen. Seine Vokalisierungen steigerten sich, besonders, wenn sie ihn nachgeahmt hatte. Er begann schnell, Kontakt mit ihr aufzunehmen und dabei zu vokalisieren. Die Situation entwickelte sich also schnell dazu, dass Paul mehr Initiative übernahm. Er hatte mehr Zeit und Raum, um diese zu entwickeln. Sobald Janet wieder komplexere Sprache anwendete, drehte er sich ab und entzog sich der Interaktion.

stellten in der vorgestellten Studie immer wieder komplexe Fragesätze an die Kinder. Dies kann daran liegen, dass Erwachsene das Verstehen des Kindes überschätzen, weil es auf nonverbale Hinweisreize reagiert. Ein weiterer Grund für diese Art der Ansprache („Du hast da heute einen tollen neuen Pulli an, hat den die Mama für Dich gekauft?") ist die warme, wertschätzende Atmosphäre, die solche Äußerungen herstellen. Hierzu stellen POTTER & WHITTAKER (2001) heraus, dass die Kinder mit deutlichen Verstehensdefiziten in ihren Beobachtungen jedoch eher positiv reagierten, wenn diese Atmosphäre mit nonverbalen Mitteln hergestellt wurde. Um den Kindern das Verstehen ihrer Umwelt und der angebotenen Sprache zu ermöglichen, wird im MSA viel Wert auf Alltagsroutinen sowie die Implementierung visueller und kontextueller Hinweisreize gelegt. Visuelle Hinweisreize können Referenzobjekte, Symbole, Fotos oder gestische Hilfen sein.

Der MSA beinhaltet also eine Modifizierung der sprachlichen Umwelt des autistischen Kindes. Dies betrifft sowohl den Sprachtherapeuten während seiner Arbeit im Einzelsetting als auch alle anderen Bezugspersonen – Erzieher, Lehrer, Eltern –, die den Alltag des Kindes mitgestalten und begleiten. Da für ein gemeinsames Handeln nach diesem Ansatz eine genauere Anleitung nötig ist, haben POTTER & WHITTAKER (2001) einige Grundsätze des Minimalen Sprachangebots formuliert.

Grundsätze des „Minimal Speech Approach" (POTTER & WHITTAKER, 2001)

1) **Reduktion des Sprachangebots in allen Situationen**
Dem Kind werden Ein- bis Dreiwortsätze angeboten, mit Betonung der funktionalen Schlüsselwörter einer Situation.
2) **Auswahl passender Wörter**
Der Erwachsene sollte darauf achten, dass die Wortwahl genau das Bezeichnete wiedergibt. Während ein Kind trinkt, sollte es nicht mit der Aussage „Guter Junge!" begleitet werden. Für das Sprachlernen des Kindes wäre es passender, es mit einem warm gesprochenen „Ja, trink!" zu loben. Die angebotene Sprache soll also ganz konkret das Hier und Jetzt beschreiben.
3) **Nonverbale Informationsvermittlung**
Das Sprachangebot wird mit visuellen Hinweisreizen (gestisch, Bilder) unterstützt. Wichtig ist dabei, mit der Sprache genau das Gezeigte abzubilden und nicht das Symbol mit komplexen Sätzen zu kommentieren. Eine weitere Art visueller Vermittlung kann das mehrfache Zeigen sein (z. B. Zeigen der Schuhe und des Rucksacks beim Zusammenpacken).
4) **Minimierung von begleitendem Kommentieren**
Das für den Erwachsenen so selbstverständliche, nebenbei verlaufende Kommentieren kann das Kind hinsichtlich der Geschwindigkeit von Sprache und ablaufenden Handlungsprozessen überfordern. Das „Füllen von Lücken" durch Sprache seitens des Erwachsenen sollte eingestellt werden.
5) **Bei neuen Aufgaben Verzögerung des Sprachangebots**
Bei der Präsentation neuer Aufgaben kann es effektiver sein, zuerst die Aufgabe ohne sprachliche Begleitung zu zeigen, bis das Kind verstanden hat, was gefordert ist. Erst später werden auf die relevanten Aspekte der Situation Einzelwörter verwendet.
6) **Vermeidung des Fokus auf relative Begriffe wie „hier, dort, meins, deins, dieses, jenes, groß, klein"**
Diese Begriffe sind für autistische Kinder mit wenig Sprachvermögen schwer zu verstehen, da ihre Bedeutung abstrakt und relativ ist. Sie können Inhalt einer späteren gezielten sprachtherapeutischen Intervention sein.
7) **Vermeidung zeitlicher Begriffe wie „gestern, morgen"**
Auch diese Begriffe sind abstrakt und schwer zu verstehen. Sie können ebenfalls Inhalt späterer gezielter sprachtherapeutischer Intervention sein. Begriffe wie „jetzt" und „danach" sind gerade bei der Tagesstrukturierung mit Bildern trotzdem notwendig.

Es muss betont werden, dass der Ansatz des minimalen Sprachangebots auf Kinder mit schweren Störungen des Sprachverständnisses abzielt. Es handelt sich also um keine Methode, die generell angewendet werden sollte, nur weil ein Kind die Diagnose Autismus trägt. Um Kinder, denen dieser Ansatz helfen könnte, von denen zu unterscheiden, die nicht davon profitieren werden, können einige Schlüsselfragen behilflich sein.

Schlüsselfragen vor Implementierung des MSA (POTTER & WHITTAKER, 2001, S. 49)

- Müssen mündlich gestellte Fragen nahezu immer wiederholt werden?
- Muss man dem Kind fast immer helfen, das Gesagte zu verstehen, indem man es demonstriert oder das Kind zum richtigen Ort bringt?
- Wurde eine Hörstörung ausgeschlossen?
- Scheint das Kind ins Leere zu schauen, wenn mit ihm gesprochen wird?
- Versucht das Kind, sich wegzudrehen oder wegzugehen, wenn mit ihm gesprochen wird?
- Reagiert das Kind besser, wenn wenig oder gar nicht gesprochen wird?

Vor Implementierung des Ansatzes treten in vielen Fällen Zweifel seitens der Bezugspersonen der Kinder auf. Diese müssen offen geklärt werden, wenn die Methode interdisziplinär und umfassend angewendet werden soll. Zum Beispiel ist es für Personen, die wenig Erfahrung darin haben, ihr Sprachangebot willkürlich auf ein niedrigeres Level herabzusenken, oft schwer, diese kurzen Äußerungen trotzdem als warm und wertschätzend wahrzunehmen und so zu sprechen. Die minimalen Einwortsätze können schnell zu einem harten Befehlston werden, wenn es nicht anders vorgelebt wird. Mit einem adäquaten Vorbild vor Augen können auch wenig erfahrene Personen rasch erkennen, dass die Kommunikation in kurzen Äußerungen keinen Mangel an Wertschätzung vermitteln muss. Wie soll aber ein Kind Sprache lernen, wenn ihm keine Alltagssprache angeboten wird? Das minimale Sprachangebot kann hier als eine Art entwicklungsproximales Herangehen an das Sprachverstehen betrachtet werden. Wenn die Kinder aus der komplexen Sprache nicht die für sie relevanten Informationen herausfiltern können, so muss das Sprachangebot auf ihr Verstehenslevel heruntergebrochen werden. Dem Kind wird so eine erste Möglichkeit gegeben, eine Decodierung über die Schlüsselwortstrategie zu erreichen. Hat es diese sicher, kann das Sprachangebot langsam gezielt erweitert werden. POTTER & WHITTAKER (2001) weisen auf das Problem der Implementierung des Ansatzes in eine Gruppe mit Kindern mit verschiedensten Verstehenskompetenzen hin. Die Autoren empfehlen hier, für bestimmte Aktivitäten des Tages die Gruppe entsprechend ihres Sprachverständnisses aufzuteilen.

Eine Methode des Ansatzes ist die proximale Kommunikation. Hier finden sich die bereits im ESDM beschriebenen, lustvoll gestalteten Spiel- und Kommunikationssituationen mit Kitzel- und Tobespielen sowie der Imitation des Kindes wieder. Ziele der proximalen Kommunikation sind u. a. die Herstellung von Intention, Kontakt-Timing, spontaner Kommunikation, „Turn-Taking", sozialer Antizipation, kommunikativem Gebrauch des Blickkontakts, Vokalisierungen und Gesten, die erste Entwicklung von Reziprozität sowie erste geteilte Aufmerksamkeit.
Der Annäherung, die bei dieser Methode gewählt wird, sollte stets die genaue Beobachtung des Kindes durch mehrere Personen vorausgehen. Ein Kind, das nicht gern gekitzelt wird, wird in Kitzelspielen die Annäherung weder lustvoll antizipieren noch

durch Blicke oder Vokalisieren einfordern. Ein eher ängstliches Kind wird Wirbelspiele auf dem Trampolin nicht genießen und hier keine kommunikative Initiative entwickeln.

Schlüsselelemente der proximalen Kommunikation – Hinweise an Therapeuten (POTTER & WHITTAKER, 2001, S. 63)

- Positive Haltung des Erwachsenen – rechnen Sie mit initiativer Kommunikation, seien Sie entspannt, folgen Sie den Interessen des Kindes.
- Minimieren Sie Ihr Sprachangebot oder sprechen Sie gar nicht.
- Nutzen Sie Kitzeln, Raufen, Toben – den Vorlieben und der körperlichen Entwicklung des Kindes angemessen.
- Übersteigern Sie Ihre Mimik und Gestik während der aktiven Phase, wenn Sie z. B. kitzeln.
- Kontrastieren Sie diese aktiven Phasen („Explodieren") mit passiven Phasen („Zurückhalten") und Pausen, in denen Sie nur schauen und dem Kind Raum für Kommunikation lassen.
- Entscheiden Sie sich für ein Schlüsselelement der Kommunikation, auf das Sie reagieren wollen. Dies kann Blickkontakt, aber auch eine Geste oder Lautieren des Kindes sein.
- Sprechen Sie daraufhin nicht, sondern wiederholen Sie den aktiven Teil.
- Formen Sie die Aktivitäten des Kindes, indem Sie die Pausen immer häufiger einsetzen.
- Begeben Sie sich örtlich möglichst auf eine niedrigere Position als das Kind.
- Imitieren Sie seine Laute, Geräusche oder Bewegungen direkt und verzögert.
- Beziehen Sie keine Objekte oder Spielzeuge mit ein, konzentrieren Sie sich auf die reine zwischenmenschliche Interaktion.

Der Ansatz fordert vom Behandler unter Umständen Vorurteile zu überdenken – zum Beispiel, dass Menschen mit Autismus keinen Körperkontakt genießen können und keine Freude bei zwischenmenschlichem Kontakt und Interaktion empfinden. Auch darf der Behandler keine Scheu empfinden, in seiner Mimik, seinem Lautieren und seinem körperlichen Ausdruck ganz in diesem Spiel aufzugehen. Bei dem Versuch, eine erwachsene Förmlichkeit zu wahren, wird keine entspannte Kommunikation und erst recht keine Erwartungshaltung oder gemeinsames Lachen über das Spiel erreicht. Zeigt das Kind keine intentionale Kommunikation, behandelt der Erwachsene eine Regung des Kindes als Kommunikation, um dem Kind das Kausalprinzip des Spieles zu demonstrieren.

Diese dyadischen Spiele können und sollten in verschiedenen Settings angeboten werden: auf der Schaukel, dem Rollbrett, im Bällebad oder auf dem Drehstuhl des Behandlers. Das optimale Setting ist ein schlichter, für das Kind sicherer Raum, ohne viel Spielzeug und Ablenkung, ausgestattet mit einer Turnmatte, die auch bei wilderen Spielen Sicherheit garantiert. Die Hinzunahme kleiner Spielzeuge wird die meisten Kinder eher vom direkten Kontakt ablenken. Wenn noch keine geteilte Aufmerksamkeit entwickelt ist, kann es passieren, dass sich das Kind ausschließlich dem Spielzeug zuwendet. Lautieren des Kindes sollte vorerst nachgeahmt werden, kann im Verlauf jedoch variiert werden. Hierbei sollten Lautierungen genommen werden, die das Kind bereits getätigt hat. Dies kann im Vorlauf auch bedeuten, in allen Settings die produzierten Vokalisierungen und Laute des Kindes zu notieren (von Eltern und Erziehern notieren zu lassen). Wenn sich das Kind durch die Variation seines Lautierens seitens des Behandlers aus dem Kontakt zieht, sollte dieser sofort zur eigentlichen lautlichen Vorgabe des Kindes zurückkehren.

Evidenz und Kritik zum „Minimal Speech Approach" und zur proximalen Kommunikation

- Der Ansatz basiert auf einer wissenschaftlich weitgehend fundierten Referenztheorie.
- NIND & HEWETT (1994) zeigten, dass die Elemente des Zurückhaltens und Explodierens auch in der Arbeit mit älteren nicht sprechenden Kindern mit schweren Behinderungen erfolgreich waren. Auch bei nicht sprechenden autistischen Kindern konnte dies nachgewiesen werden (WHITTAKER & REYNOLDS, 2000).
- PETERSON ET AL. (1995) zeigten an zwei untersuchten Kindern, dass diese nach einem Jahr nicht von diesem Ansatz profitiert hatten.
- Derzeit sind keine weiteren Daten zu Verläufen (autistisch-) kindlicher Sprachentwicklung unter dieser Methodik veröffentlicht.

4.5 Aufmerksamkeits-Interaktions-Therapie (AIT)

Die Aufmerksamkeits-Interaktions-Therapie (AIT) nach HARTMANN (2011) bildet ein dialogisches Konzept, das, ähnlich wie der MSA, einen möglichen ersten Schwerpunkt auf die Entstehung einer nonverbalen Interaktion legt. HARTMANN (2011) geht unter anderem davon aus, dass autistische Menschen mit ihrer Aufmerksamkeit zu lange auf einzelnen Reizen verharren. Aus einer zentralen Basis-Störung bilde sich eine gestörte soziale Lerngeschichte, die zu einer mangelnden sozialen Bezogenheit und einer Fixierung auf Gegenstände und einfache Handlungen führe. Mit dieser Referenztheorie erklärt er das Problem autistischer Menschen, sich schnell auf soziale Kontakte einzustellen und in den Dialog zu gehen.

Als „Erweiterte AIT" bezeichnet HARTMANN (2011) die Einbettung seines Ansatzes in ein interdisziplinäres, multimethodisches Gesamtkonzept, das Teile der zuvor beschriebenen Ansätze integrieren kann und gezielte Übungen zur Entwicklung der Sprach-Bausteine und der Intelligenz anbietet. Die Erweiterte AIT führt Therapeuten und Patienten zu drei Hauptaufgaben: das Lernen im Dialog, die spontane, eigenständige Auseinandersetzung mit Dingen und Funktionen sowie das Lernen nach Aufforderung. Kernaufgabe für den Therapeuten ist anfangs das Einstimmen auf sein autistisches Gegenüber und das anschließende Aufgreifen dessen Verhaltens. Er begegnet seinem Gegenüber und dessen Verhalten zurückhaltend, abwartend und beobachtend. Über Aufgreifen und teilweise Imitation der von ihm beobachteten Verhaltensweisen kommt er mit ihm in einen ersten Kontakt. Das Ziel ist die Interaktion in einer wechsel-

seitigen Bezugnahme. HARTMANN (2011) spricht vom „Organisieren einer Inszenierung“ – damit ist die Herstellung einer Eingangssituation gemeint, in der das Kind die Freiheit behält, auf das Angebot des Therapeuten einzugehen oder aber seinem eigenen Fokus zu folgen. Zur Entwicklung von dialogischer Spontaneität gehört also die Möglichkeit, eigenen aktuellen Wünschen und Impulsen zu folgen. Während hier vom Therapeuten intendierte Ziele und Skripte für die Behandlung durchaus zurückgesteckt werden können, unterliegen die erweiternden Übungen der sonst üblichen Struktur.
Kernprinzip der AIT bildet die Integration der Bezugspersonen des Kindes unter naher Begleitung durch den Therapeuten. Dieser leitet die Bezugspersonen des Kindes dazu an, ihm Dialog-Partner, Unterstützer und Lehrer zu sein und die Unterschiede dieser Rollen bewusst wahrzunehmen.
Die Struktur von Interaktionsmustern unterteilt HARTMANN (2011) nach GUTSTEIN (2000) in „Statische Systeme“ und „Dynamische Systeme“. Im Alltag muss der Mensch das jeweilige System erkennen und sich darin zurechtfinden. Das dynamische System des Dialogs ist von schneller Veränderung und Flexibilität geprägt. Es ergibt kein gezieltes Produkt, der Sinn liegt in der Interaktion selbst. Da es nur wenigen allgemein verbindlichen Regeln unterliegt, sind die Akteure auf ständige Ko-Regulation und die Einschätzung mentaler Zustände und Gefühle des anderen angewiesen. Das statische System folgt klaren Skripten (z. B. Nummer ziehen, Schlangestehen, Bestellen beim Fleischer) und erfordert diese Kompetenzen nur sehr eingeschränkt, da seine Regeln weitgehend allgemein verbindlich und lernbar sind. Agiert eine Person in einem statischen System dynamisch (z. B. hinter die Fleischtheke treten, um die Wurst selbst zu schneiden), wird dies oft als grobe Verletzung des sozialen Miteinanders betrachtet. Als drittes System der gemeinsamen Interaktion ergibt sich das „Problemlösungs-System“. Es entsteht, wenn in einer gemeinsamen Interaktion eine Ko-Regulation zum Zwecke der Lösung eines bestimmten Problems erforderlich wird. Diese kann sowohl bekannten Regeln als auch neuen Impulsen folgen. HARTMANN (2011) betont, dass mimisches, kommunikatives und ko-regulatorisches Interaktionsverhalten für dynamische Systeme erforderlich ist und nur in solchen gelernt werden könne. Feste Vorgaben für Weg und Ziel sowie eine stark hierarchiegebundene Vergabe der Rollen des Agierenden und Reagierenden widersprechen demnach den Merkmalen eines dynamischen Systems.
Es ist also Aufgabe des Therapeuten, ein dynamisches System zu schaffen, in dem der Mensch mit Autismus erfolgreich interagieren und damit Neugier, Kontaktfreude und Dialogfähigkeit entwickeln kann.
Die Herstellung geeigneter Systeme unterlegt HARTMANN (2011) seinem „Modell der kommunikativen Räume“, das die Interaktion hinsichtlich Thema, Distanz und Rhythmus betrachtet. Werden diese nicht aufeinander abgestimmt, ergeben sich Störungen. Diese können sowohl aus zu viel Nähe (Grenzüberschreitung in Nähe – Distanz) als auch aus zu viel Distanz (Bezugslosigkeit) bestehen. In der nonverbalen Annäherung an einen autistischen Menschen ist die genaue Kalibrierung auf das individuell notwendige Maß zentral für den Erfolg der Therapie.

Um dieses Maß zu erkennen, müssen Reaktionen (mimisch, Verhalten zu sich, dem anderen, Dingen und im Raum) genau beobachtet werden. Hier können Videoaufnahmen oder ein weiterer Beobachter sehr hilfreich sein, da der Therapeut selbst im Moment der Interaktion Details nicht wahrnehmen wird.
Die Herstellung eines Dialoges unter Wahrung der genannten Prinzipien stellt HARTMANN (2011) in einem Fünf-Schritte-Schema dar:

Phasen der Kontaktaufnahme in der Aufmerksamkeits-Interaktions-Therapie (Hartmann, 2011, S. 39-53)

1) **Begrüßung des Patienten in dessen Sprache, Erlaubnis zum Handeln, Abwarten**
(Warten auf Verhaltensthema mit freischwebender Aufmerksamkeit – Wegnahme von Aufmerksamkeit erleichtert dem Kind Spontaneität und gibt dem Therapeuten Ruhe)
2) **Bezugnahme auf ein Thema des Kindes**
Eine basale Verhaltensweise wurde als Thema erkannt und wird aus der Distanz parallel begleitet. Es findet eine Variation zwischen Entfernung und Begegnung, gleichzeitigem und wechselseitigem Handeln bis zum dialogischen Handeln statt. Verbal begleitet wird nur eigenes Handeln. Erste spiegelnde mimische Mini-Dialoge entwickeln sich.
3) **Innehalten und Entwickeln einer Antwort**
Es entsteht ein Wechsel von der eingenommenen Perspektive des Patienten zum Wahrnehmen der eigenen Gefühle. Eine passende Antwort auf das Verhaltens-Thema wird entwickelt. Eigene Frage: Was genau macht Spaß an der gegenwärtigen Situation?
4) **freundliches Provozieren von wechselseitiger Bezugnahme**
Um Aufmerksamkeit des anderen zu gewinnen und mimische Abstimmung zu provozieren, werden erste Andeutungen eines Überschreitens einer Grenze gemacht. Es folgt ein Spielen mit diesem Thema und Einführen überraschender Aktionen und Dinge.
5) **zielgerichtetes Einführen und Wiederholen neuer Handlungen, Dinge, Aktionen und Personen – paralleles Handeln**
Neue Impulse werden in schon bestehende wechselseitige Interaktionen eingeführt, mit dem Ziel gemeinsamer oder selbstständiger sinnvoller Beschäftigung.

In diesem fünften Schritt ist auch der Raum für die Einführung neuer sprachlicher Impulse (Laute, Wörter, ...) gegeben. Mit einem expliziten Auffordern zur Sprachproduktion wird jedoch noch gewartet, bis das Kind selbst spontan Worte imitiert. Den Kern der Interaktionen bilden die Intuition des Therapeuten und beidseitige spontane Ideen. Dabei wird bei auftretenden Störungen der Interaktion wieder beim Beginn des Schemas angesetzt und die Kommunikation neu aufgebaut. HARTMANN (2011) weist weiterhin darauf hin, dass eine Variation der Schritte nicht nur möglich, sondern auch notwendig sein kann, um die individuellen Bedürfnisse des Patienten im Blick zu behalten. Es handelt sich nach wie vor um dynamisches Handeln in einem dynamischen System.

Hier wird, wie bei den anderen beschriebenen Methoden auch, lediglich ein Grundprinzip des komplexen Ansatzes skizziert. Für eine ausdifferenzierte Betrachtung und Anwendung empfiehlt sich die Vertiefung in die Ausführungen des Autors selbst (HARTMANN, 2011).

Zusätzlich zu diesem Vorgehen werden in der Erweiterten AIT spezifische Übungen zu einzelnen thematischen Bereichen angeboten. Arbeitsbereiche können hier der Fokus auf einen Partner, das Lenken der Aufmerksamkeit eines Partners, das Ausdrücken mit Gesten, das Abstimmen des Tempos auf einen Partner sowie das gemeinsame Wahrnehmen von Gefühlen sein. HARTMANN (2011) spricht sich dafür aus, kurze AIT-Interaktionen bei jeder Gelegenheit in den Alltag einzubauen. So kann im institutionellen Alltag (Kindergarten, Klinik) zum Beispiel die Begegnung auf dem Flur für eine kurze Sequenz genutzt werden. Auch kann dem Kind durch die offene Tür zum Therapeutenzimmer während der Büroarbeiten die Gelegenheit zur spontanen Kontaktaufnahme „quasi im Vorbeigehen" gegeben werden. Hier ist oft zu beobachten, wie auch schwer betroffene Kinder mit Autismus nach mehreren Einheiten gemeinsamer Arbeit plötzlich anders am Therapiezimmer vorbeigehen, einen Blick hineinwagen, mit Blicken, Handlungen oder kleinen Versteckspielen auf sich aufmerksam machen oder erstmals winken.

PRAXISBEISPIEL !

Aufmerksamkeits-Interaktions-Therapie – vierte Phase (HARTMANN, 2011, S. 45)

„Das Spielen an und das Überschreiten von Grenzen kann wie folgt aussehen: sich weniger als einen halben Meter dem Kind oder Klienten nähern, ein Berühren andeuten; sich langsam an seinen Spiel- oder Handlungsbereich anschleichen, eine Grenzmarkierung verrücken oder überschreiten (Grenze aus Spielsteinen, Grenzstrich auf dem Malblatt und Ähnliches); als Löwe oder Monster mit Bewegungen und Lauten Angriffe androhen und sich dann selber erschrecken, wenn das Kind oder der Klient Bewegungen macht."

Aufmerksamkeits-Interaktions-Therapie – Evidenz und Kritik

HARTMANN (2011) erläutert in der Erweiterten AIT ausführlich die Möglichkeiten der Integration weiterer Ansätze (TEACCH, PECS, ABA) in die Übungsteile der AIT und stellt damit ein multimethodisches, patientenorientiertes Vorgehen dar.
Zur Effektivität gibt der Autor neben Fallbeispielen zwei eigene Studien an, in denen die Kinder einen signifikanten Zuwachs der sprachlichen Kompetenz erlangten.
Auch dieser Ansatz erfordert einen erfahrenen Therapeuten sowie eine intensive Einarbeitung in die Methodik. Vorteil ist, dass der Autor selbst wiederholt zur Variierung und Anpassung an die Bedürfnisse des Patienten auffordert, sodass eigene Kreativität und Anpassung des Ansatzes an die Therapeutenpersönlichkeit und Eingliederung in das persönliche therapeutische Inventar möglich sind.

4.6 Differenzielle Beziehungstherapie

Die Differenzielle Beziehungstherapie nach JANETZKE (1998) bildet einen ganzheitlichen Ansatz. Der Autor geht davon aus, dass Autismus aus einer Störung des Zentralnervensystems und damit aus einer Störung der Wahrnehmungsverarbeitung entsteht, die wiederum in einer Kommunikations- und Entwicklungsstörung mündet. Die Kommunikation biete die Grundlage für emotionale, geistige und sprachliche Fähigkeiten. Die Behandlungsschwerpunkte müssen daher nach JANETZKE (1998) flexibel gesetzt werden. Das therapeutische Setting greife als kompensierendes Angebot, das die Überforderungen der autistischen Wahrnehmungsverarbeitungsstörung auffange. Der erste Schritt der Therapie sind Anfänge des Austauschs mit der Umwelt. Der Kontakt zum Therapeuten soll attraktiver werden als die Auseinandersetzung mit sonst präferierten Dingen (Lichtschalter, ...). Der Therapeut nimmt für den autistischen Patienten gegenstandstypische Eigenschaften an – das bedeutet, dass er seinem Gegenüber ein gut funktionierendes Objekt wird. Das Kind entwickle ein Interesse an seinem Gegenüber und löse sich so von Gegenstandsbindungen. Auf dieser Basis könnten dann weitere Kompetenzen gefördert werden.
JANETZKE hat leider weder eine eingehende methodische Beschreibung noch genaue Daten zur Wirksamkeit des Ansatzes veröffentlicht.

4.7 Perspektive der Eltern autistischer Kinder

Eltern autistischer Kinder sind nicht nur durch die vielfachen Verhaltensauffälligkeiten ihrer Kinder, sondern auch durch die Vielzahl an Therapien, die besucht und unterstützt werden müssen, stark beansprucht. Im Durchschnitt befindet sich das autistische Kind, die Schule eingeschlossen, in bis zu sieben Interventionen (GOIN-KOCHEL ET AL., 2007). Neben der ko-therapeutischen Tätigkeit der Eltern zur Generalisierung gelernter Kompetenzen des Kindes in den Alltag erfordert dies zudem den ständigen Transport des Kindes zum Ort der Therapie sowie Gespräche mit Ärzten, Therapeuten und Lehrern. Bei der Suche nach einer adäquaten Behandlung ihrer Kinder informiert sich der Großteil der Eltern mittlerweile im Internet, 72 Prozent fanden den Weg zur Wahl der Behandlung ihres Kindes über andere Eltern, während dies nur zu 48 bis 49 Prozent durch die Ärzte und Erzieher der Kinder geschah (MACKINTOSH ET AL., 2005). Dies bedeutet gleichzeitig, dass Informationen über neue, bahnbrechende Methoden viele Eltern überfordern. Es stellt sich dann die Frage nach einer Herausnahme des Kindes aus der aktuellen Behandlung, nach der eventuellen Finanzierung einer neuen Methode und generell nach der Glaubwürdigkeit der neuen Information. Diese Verunsicherung der Eltern kann in offene oder verdeckte Konflikte mit den aktuellen Behandlern des Kindes führen – die Überlegung, zu wechseln wird nicht immer transparent gemacht. Die Motivation von Eltern autistischer Kinder und das Vertrauen in die

Behandlung sollten ein Ziel langfristiger Elternarbeit sein, ohne deren Recherchen oder Zweifel zu unterdrücken. Der Therapeut muss sich fragen: Wann fühlen Eltern sich mit einer Behandlung wohl? Wann wechseln Eltern und aus welchen Gründen?
MACKINTOSH ET AL. (2012) fragten 486 Elternteile (fast ausschließlich Mütter) autistischer Kinder: „Was mögen Sie an den Behandlungen, in denen sich Ihr Kind befindet, und was nicht?"
Insgesamt gaben die Befragten mehr ausschließlich negative als ausschließlich positive Aspekte an. Die meisten Antworten erwähnten sowohl positive als auch negative Aspekte. Fragen zu sechs Bereichen wurden beantwortet: Effektivität, Beziehung zum Behandler, Zugang zur gewünschten Behandlung, Kosten (Geld, Zeit und Energie), Medikation und Stresserleben.
Die Autoren berichten von einer großen Emotionalität in den Antworten der Eltern: Therapieerfolge führten zu großer Euphorie, stagnierende Entwicklungen zu Frustration. Insgesamt gaben 22 Prozent der Eltern Schwierigkeiten und Meinungsverschiedenheiten in ihrer Beziehung zum Behandler ihres Kindes an. Es werde mit diesen viel um Meinungsverschiedenheiten debattiert. Die Elternteile waren der Ansicht, dass sie am besten wüssten, was richtig für ihr Kind sei und zeigten starke Aufregung, wenn der Behandler eine andere Position vertrat. Leider wird aus der Studie nicht klar, über welche Inhalte diese Meinungsverschiedenheiten entstanden waren. MACKINTOSH ET AL. (2012) vermuten, dass es sich hier meist um die Diskussion neuer Methoden oder um Zweifel an der bestehenden Behandlung handelte.
Für die befragten Eltern war Stress ein zentrales Thema. Mehr als 70 Prozent der Antworten beinhalteten Stress und Belastung, die sich deutlich auf das Familienleben der Betroffenen auswirkte. Dabei wirkte auch die Frage des Zugangs zu einer adäquaten Behandlung (Wartelisten, Infrastruktur spezialisierter Institutionen, Finanzierung) als Stressfaktor.
Die Studie trifft noch keine Aussagen darüber, ob bestimmte Behandlungsmethoden weniger oder mehr Stress für Eltern autistischer Kinder bedeuten und inwiefern eine Veränderung der Beratungsstrukturen oder die Integration von Therapien in ein interdisziplinäres Setting dieses Problem eindämmen könnte. Auch stellt sich die Frage nach der Übertragbarkeit der Ergebnisse auf das deutsche Gesundheitssystem. Dieses Feld bietet also eine Menge offener Fragen für die weitere Forschung.

4.8 Zusammenfassung

In der verbalen Sprachanbahnung ist es unabhängig von der gewählten Methode wichtig, dass eine erfolgreiche gemeinsame Arbeit auf Basis einer positiven Beziehung zum Kind und zu seinen Eltern besteht. Der Erfolg bildet sich nicht ausschließlich aus der Summe der gewählten Methoden. Die Wahl der Methodik liegt in der Abwägung des Therapeuten und der Kindseltern. Hierbei muss berücksichtigt werden, welche Ansätze durch Therapeut und Eltern vertretbar und mit ihren pädagogischen Grundauffassungen vereinbar sind. Außerdem muss ein patientenzentriertes Konzept gefunden werden. Gleichzeitig sollte sich die Intervention nicht ausschließlich auf das Kind konzentrieren, sondern immer seine Umwelt mit einbeziehen. Nach POTTER & WHITTAKER (2001) kommunizieren Kinder mit Autismus im schulischen Setting nur drei- bis viermal in der Stunde initiativ, während normal entwickelte Kinder dies bis zu 200-mal tun. Die Bezugspersonen autistischer Kinder haben im Alltag die Aufgabe, Gelegenheiten für erfolgreiche Kommunikation herzustellen. Diese Aufgabe erfordert eine enge Zusammenarbeit zwischen Therapeut, Eltern, Schule oder Kindergarten.

Für den Erfolg der Behandlung darf es im Sinne der Partizipation und Teilhabe autistischer Kinder nicht ausschließlich darum gehen, in einem festgelegten Setting korrekt zu reagieren. Die Kinder sollen in ihrem Alltag spontan ihre Bedürfnisse und ihr Empfinden kommunizieren können. Sie sollen selbst Initiative entwickeln und das eigene Leben selbst in die Hand nehmen können.

5 Unterstützte Kommunikation

Maßnahmen der Unterstützten Kommunikation (UK) beinhalten alle visuellen, elektronischen oder körpereigenen Mittel, mit denen Defizite der verbalen Kommunikation kompensiert oder zusätzlich stimuliert werden können. Hierbei ist von mindestens drei möglichen Zielen der UK auszugehen:

1) Kompensation der „Sprachlosigkeit" nicht oder nicht verständlich sprechender Personen zur Bewältigung des unmittelbaren kommunikativen Alltags
2) Visualisierung von abstrakten Konzepten bei Störungen der Wahrnehmung zeitlicher, kausaler oder begrifflicher Abläufe und Konzepte
3) Stimulierung verbaler Äußerungen u. a. durch direkte Hilfe, erfolgreiche Kommunikation und Freude an Kommunikation zu entwickeln.

HOWLIN (2008) betont die Wichtigkeit Unterstützter Kommunikation für Kinder mit Autismus. Diesen Kindern stehen, so die Autorin, von Beginn an weniger Möglichkeiten zur Verfügung, sprachliche Defizite durch spontane gestische und mimische Kommunikation auszugleichen. Eine erfolgreiche Implementierung von UK in den Alltag des Kindes bedeute allerdings nicht nur die Überbrückung eines sprachlichen Defizits, sondern auch die Verbesserung verbalen und nonverbalen Verstehens, Stärkung der Motivation zur Kommunikation und Förderung des Symbolverständnisses. Im Folgenden werden kurz einige Methoden Unterstützter Kommunikation skizziert sowie in den derzeitigen wissenschaftlichen Diskurs positioniert.

5.1 „Picture Exchange Communication System" (PECS)

Das „Picture Exchange Communication System" (PECS) ist eine weitverbreitete Möglichkeit Unterstützter Kommunikation für Kinder mit Autismus. Ursprünglich von BONDY & FROST (1994) für Kinder mit allgemeinen sozial-kommunikativen Defiziten entwickelt, bedient es sich verhaltenstherapeutischer Prinzipien der Verstärkung und Stimuluskontrolle. Das Kind nutzt Bildkarten als kommunikative Referenten. Diese Karten werden aus einem Kommunikationsbuch oder vom Kommunikationsbrett entnommen und an ein Gegenüber gegeben, um sich mitzuteilen. So kann zum Beispiel ein Satz aus der Referenzkarte für „ich möchte" und „Milch" gebildet werden. Die Karten werden dem Gegenüber im Austausch für das gewünschte Objekt gegeben. Neben dem Ziel der Wunschäußerung soll PECS dem Kind auch das Antworten auf Fragen sowie das Kommentieren ermöglichen. Die Arbeit mit diesem Kommunikationssystem gliedert sich in sechs Phasen.

Sechs Phasen der Therapie mit dem „Picture Exchange Communication System" (CHARLOP-CHRISTY ET AL., 2002)

1) physischer Austausch
2) Erweiterung der Spontaneität
3) Diskriminieren von Bildern
4) Erarbeitung von Satzstrukturen
5) Beantwortung von Fragen
6) Kommentieren

In der **ersten Phase** arbeiten zwei Therapeuten mit dem Kind – einer als Kommunikationspartner, der andere als Assistent des Kindes. Ein von dem Kind begehrter Gegenstand und das Piktogramm dafür werden außer dessen Reichweite auf einem Tisch platziert. Wenn das Kind eine Greifbewegung initiiert, führt der Assistent die Hand des Kindes zum Piktogramm, sodass es dieses dem Kommunikationspartner geben kann. Dieser erfüllt den Wunsch und übergibt seinerseits das Objekt. Die Unterstützung durch den Assistenten wird nach und nach ausgeschlichen, bis das Kind das Piktogramm selbst greift und überreicht.

In der **zweiten Phase** soll die Spontaneität, mit der das Kind das System nutzt, gefördert werden. Der Abstand zwischen Therapeut und Kind wird erweitert. Das Kind muss nun zu seinem Kommunikationsbrett gehen, das Piktogramm entnehmen und dem Kommunikationspartner überreichen. Dies soll spontan und nicht als Reaktion auf eine Aufforderung durch den Therapeuten geschehen.

In der **dritten Phase** werden erstmals verschiedene Piktogramme diskriminiert. Das Kind lernt, dass es den jeweils als Piktogramm abgebildeten Gegenstand erhält. Dazu werden mehrere Bilder kontrastiert. Von zwei anfänglich kontrastierten Gegenständen sollte einer für das Kind gänzlich uninteressant sein, sodass die mögliche Schwierigkeit, sich zwischen zwei attraktiven Möglichkeiten entscheiden zu müssen, entfällt. Der Therapeut kann dann genau nachvollziehen, ob das Kind eine bewusste Auswahl getroffen hat (nämlich die für den interessanten Gegenstand).

In der **vierten Phase** werden mit den schon zahlreich vorhandenen Referenzkarten Satzstrukturen erarbeitet – so wird eine Wunschäußerung aus den Karten „Ich möchte" und „Keks" gebildet.

In der **fünften Phase** erfolgt diese Kommunikation auf Bezug einer zuvor vom Therapeuten gestellten Frage.

Schließlich lernt das Kind in der **sechsten Phase** nicht nur Wunschäußerungen zu tätigen, sondern auch soziale Kommentare über bemerkenswerte Ereignisse und Dinge in seiner Umwelt zu machen, mit denen es die Aufmerksamkeit seines Gegenübers lenken kann.

Hierbei ist zu betonen, dass es immer um eine Implementierung des Systems in den Alltag und um eine Generalisierung auf verschiedene Personen geht. Die Anwendung darf sich also nicht auf den sprachtherapeutischen Rahmen und die Sprachtherapeutin begrenzen. CHARLOP-CHRISTY ET AL. (2002) empfehlen, von einer Phase in die nächste zu wechseln, sobald eine Phase zu 80 Prozent erfolgreich gemeistert wird.

Ein Vorteil von PECS ist, dass es relativ geringe motorische Geschicklichkeit erfordert und der Kommunikationspartner kein komplexes Gebärden- oder Symbolsystem erlernt haben muss (BONDY & FROST, 1994). Dies erleichtert den Alltagstransfer für Familien und Institutionen. Eine schnelle Implementierung wird außerdem dadurch erleichtert, dass im Gegensatz zu etwa elektronischen Kommunikationsmitteln keine hohen Kosten entstehen, die die Frage der Finanzierung und lange Antragswege in den Weg stellen.

Das System stellt eine Zwischenstufe zum referenziellen Kommunizieren dar, in der die Abstraktion vom Foto bis zum Symbol des Gegenstandes je nach Bedürfnis des Kindes variiert werden kann. CHARLOP-CHRISTY ET AL. (2002) stellen als besonderen Vorzug heraus, dass von Beginn an die Initiative des Kindes gefördert und eine Generalisierung in den Alltag vollzogen wird. Ausgehend von der von BOGDASHINA (2005) in Bezug auf einige Kinder erwähnten „Mono-Verarbeitung" nur eines Wahrnehmungskanals gleichzeitig bietet die visuell-visuelle Kommunikation gegenüber der auditiv-visuellen Komplexität eine Erleichterung für diese Kinder. Neben der Reduzierung auf einen Wahrnehmungskanal wird die Erkenntnis berücksichtigt, dass sich Kinder mit Autismus im Lernen eher an visuellen Reizen orientieren (SCHOPLER ET AL., 1995). Dass die Piktogramme konkret und statisch präsentiert werden, kommt der autistischen Präferenz für konkrete, konsistente Stimuli und Objekte entgegen (HEFLIN & ALAIMO, 2007; OGLETREE ET AL., 2007). PECS-Piktogramme weisen eine Eins-zu-eins-Entsprechung auf, wodurch die Ambiguität der Kommunikation reduziert (GANZ ET AL., 2012) und mehr die Kompetenz des Erkennens als der freie Abruf gefordert wird (HEFLIN & ALAIMO, 2007).

Die möglichen Bedenken, dass die verbale Kommunikation durch die Nutzung eines visuellen Systems nicht gefördert oder sogar unterdrückt werde, können durch mehrere Ergebnisse aus der Forschung widerlegt werden. SCHWARTZ ET AL. (1998) beobachteten, dass Kinder mit einem anfänglich stark eingeschränkten Repertoire an vokalen Äußerungen eine deutliche Steigerung spontaner verbaler Äußerungen zeigten. Kinder, die von Beginn an kein solches Repertoire zeigten, erfuhren diesen Zuwachs jedoch nicht (BONDY & FROST, 1994). Über die möglichen Prozesse, die hinter dieser Beeinflussung der verbalen Sprachproduktion der Kinder stehen könnten, stellten CHARLOP-CHRISTY ET AL. (2002) folgende Hypothesen an:

Der Fokus auf Wunscherfüllung biete dem Kind eine besondere Motivation zu kommunizieren und könne so auch einen Katalysator für verbale Kommunikation darstellen. Die verbale Begleitung der Karten durch den Therapeuten werde nach und nach vom Kind imitiert, sodass schließlich sowohl das Hergeben der Karte als auch seine verbale Äußerung gleichzeitig verstärkt würden. Bei Erweiterung des Abstands und Einbau einer zeitlichen Verzögerung zeigten alle Kinder einen deutlichen Zuwachs verbaler Äußerungen. Zeitliche Verzögerung könnte also einen Parameter zur Stimulation verbaler Äußerungen darstellen, dies müsste in weiteren Studien bewiesen werden.

CHARLOP-CHRISTY ET AL. (2002) überprüften die Wirkung des Ansatzes an drei autistischen Kindern, bei denen bisherige sprachtherapeutische Behandlungen ohne nennenswerte Erfolge geblieben waren. Alle drei Probanden zeigten deutliche Fortschritte in ihrem sozialkommunikativen Verhalten. Die Bereiche der vermehrten Initiierung von Kontakt, Wunschäußerungen im Alltag und geteilter Aufmerksamkeit zeigten einen besonderen Zuwachs. Auch MAGIATI & HOWLIN (2003) konnten in einer Pilotstudie an 34 Kindern mit Autismus nicht nur ein rasches Anwachsen des Piktogramm-Wortschatzes, sondern auch des Gebrauchs verbaler Kommunikation (auch durch Echolalie und Vokalisationen) sowie einen leichten, aber signifikanten Anstieg des verbal-expressiven Wortschatzes nachweisen. Die untersuchten Kinder zeigten außerdem eine Verbesserung auf der Verhaltensebene im Gruppensetting sowie im Schulunterricht. Die Lehrer der Kinder äußerten sich durchweg positiv über die Einsetzbarkeit und den Nutzen des Ansatzes. Negative Aussagen machten sie lediglich hinsichtlich der Schwierigkeit, unter engen zeitlichen Restriktionen des Arbeitgebers adäquates Material vorzubereiten und das Setting entsprechend strukturieren zu können. GANZ ET AL. (2012) beschreiben PECS in einer Meta-Analyse als hochwirksamen Ansatz zur Förderung der funktionalen Kommunikation und der kommunikativen Initiative. Da die deutlichsten Erfolge bei Kleinkindern (eher Vorschulalter als Schulalter) eintreten, empfehlen die Autoren eine möglichst frühe Behandlung der Kinder. Für die eigene Arbeit mit dem Ansatz sei ferner zu bedenken, dass die Probanden in den meisten Studien nicht alle Phasen der Behandlung erreichten. So bewegen sich die meisten Studien im Bereich der ersten drei Phasen. Welche genauen Parameter das Voranschreiten in PECS-Phasen bedingen und inwiefern die Erreichung bestimmter Phasen mit dem allgemeinen Kommunikationserfolg zusammenhängt, bleibt vorerst offen.

TINCANI (2004) verglich PECS mit der Unterstützten Kommunikation durch Gebärden. Die Behandlung mit PECS ergab häufigere Wunschäußerungen im Alltag, jedoch erwiesen sich Gebärden als besserer Stimulator für verbale und vokale Äußerungen. Der Autor gibt zu bedenken, dass die Wahl zwischen dem einen oder anderen System von persönlichen Voraussetzungen des autistischen Kindes abhängig sein könnte. Da hier lediglich zwei Kinder beobachtet wurden, steht der Bedarf nach weiteren Untersuchungen außer Frage.

CIHAK ET AL. (2012) sprechen sich für eine Kombination von PECS mit Videoaufnahmen aus. In der Arbeit mit Videos wird die Filmaufnahme einer Person gezeigt, die das Zielverhalten ausübt. Dies soll das Nachahmungslernen stimulieren. Ebenso könne die Aufnahme des Patienten selbst bei Ausübung der Tätigkeit gezeigt werden. Die Autoren weisen darauf hin, dass Kinder mit Autismus leichter einem Video als einer direkt gegebenen Instruktion folgen könnten, da die Verfolgung des Videos im Gegensatz zum direkten Kontakt keine zusätzlichen sozialen Ansprüche stelle. Als Ergebnis der Studie stellten die Autoren fest, dass die Kinder bei der Behandlung mit zusätzlicher Videoarbeit schnellere Erfolge erzielten als ohne Video.

„Picture Exchange Communication System" – Evidenz und Kritik

- PECS scheint bei Autismus effektiver als andere Formen Unterstützter Kommunikation zu sein (HART & BANDA, 2010).
- Eine Meta-Analyse legt nahe, dass PECS anderen visuellen Formen Unterstützter Kommunikation überlegen sei und Formen der elektronischen Sprachausgabe ungefähr gleichgeordnet sei (GANZ ET AL., 2012).
- PECS ist allerdings sehr viel preiswerter (Ersparung langer Finanzierungs- und Antragsprozesse) und leichter zu transportieren.
- PECS berücksichtigt die Präferenz autistischer Kinder für visuelle, statische und kontinuierliche Reize (HEFLIN & ALAIMO, 2007; OGLETREE ET AL., 2007; SCHOPLER ET AL., 1995).
- Neben raschen Erfolgen auf der Ebene des PECS-Zielverhaltens, der funktionellen Kommunikation und der Initiative zeigen sich Begleiterfolge im Bereich vokaler Äußerungen und eine Verbesserung auf Verhaltensebene (GANZ ET AL., 2012).
- Nach Aussagen von Therapeuten und Lehrern lässt PECS sich leicht in den pädagogischen Alltag der Gruppe implementieren (MAGIATI & HOWLIN, 2003).
- Noch nicht geklärt sind individuelle Parameter, die das Voranschreiten innerhalb der PECS-Phasen voraussagen – oftmals werden von den Kindern nicht alle PECS-Phasen erreicht (GANZ ET AL., 2012).

5.2 Weitere nichtelektronische Systeme

Weitere bei der Unterstützten Kommunikation autistischer Menschen verwendete Systeme sind die Symbolsysteme nach „Rebus" (CLARK ET AL., 1974) und „Bliss" (BLISS, 1965). Zwar fand „Bliss" sowohl in der Literatur als auch in der Praxis eine weite Verbreitung, jedoch weisen BEUKLEMANN & MIRENDA (1998) darauf hin, dass es zu den abstraktesten und untransparentesten Systemen gehöre und schwer erlernbar sei.

Außerdem stehe die Nachhaltigkeit eventueller erlernter Kompetenzen deutlich infrage. Auch für die Effektivität von „Makaton" (WALKER, 1980) als kombiniertem Ansatz von Symbolen und Gebärden gibt es für Kinder mit Autismus keine wissenschaftlichen Nachweise.

5.3 Elektronische Kommunikationshilfen

Elektronische Kommunikationshilfen mit Sprachausgabe („Talker") ermöglichen es dem Benutzer, motorische Aktionen (Drücken von Tasten) in Sprache umzuwandeln. Der Benutzer zeigt oder drückt ein Symbol, woraufhin das Gerät das entsprechende Wort oder, bei Kombination von Symbolen, einen Satz äußert. In der Praxis unterscheidet man zwischen stationären (zum Beispiel am Computer) und tragbaren Systemen (tragbarer „Talker"). Hinsichtlich der Komplexität sind einfache, auf wenige Äußerungen beschränkte Systeme bis hin zu Systemen mit Untergliederungen und kreativen Kombinationen möglich. Es existieren Systeme mit vorgefertigten Äußerungen oder mit der Möglichkeit, selbst Äußerungen aufzusprechen. Neben symbolbasierten Systemen sind für Betroffene mit Schriftsprachkompetenzen auch schriftsprachbasierte Systeme möglich. Mit der Etablierung von Tablet-Computern hat in den vergangenen Jahren außerdem eine rasante Entwicklung von Programmen zur Unterstützten Kommunikation stattgefunden. Da die Entwicklung der entsprechenden Geräte und Programme sehr rasch verläuft, werden hier keine einzelnen Programme oder Geräte benannt. Einen Überblick über aktuell verfügbare und sinnvolle Systeme liefern die Beratungsstellen für Unterstützte Kommunikation sowie Firmen, die sich auf Herstellung und Vertrieb dieser Geräte spezialisiert haben. STEEGE ET AL. (1990) sehen den Vorteil dieser Systeme darin, dass der Kommunikationspartner eher auf eine stimmliche als auf rein visuelle Äußerungen reagiert. PAUL (1997) vermutet, dass die Sprachausgabe bei Kindern mit ersten Lautäußerungen zu weiteren eigenen Stimm- und Lautäußerungen ermuntert. In einer Studie von SCHLOSSER ET AL. (1995) konnten Kinder schneller korrekt auf abstrakte grafische Symbole zeigen, wenn das Gerät über eine zusätzliche Sprachausgabe verfügte. BRADY (2000) vermutet, dass der Gebrauch eines „Talkers" außerdem positive Effekte auf das Sprachverständnis eines Kindes hat. Auch HEIMANN ET AL. (1995) berichten bei Kindern mit Autismus von Verbesserungen des Lesens und phonologischer Wahrnehmung durch den Gebrauch eines „Talkers". Kinder mit sonstigen Behinderungen sowie gesunde Vorschulkinder zeigten diese Korrelation nur schwach bis gar nicht. Die Fortschritte der autistischen Kinder ließen sich jedoch nur während der Intervention nachweisen und zeigten keine Nachhaltigkeit.

5.4 Gebärden

Gebärdenbasierte Kommunikation wurde ab etwa 1970 als mögliche Kompensation der verbalen Defizite autistischer Kinder eingesetzt. Auf den ersten Blick erscheinen Gebärden sinnvoll, da sie eine niedrigere Repräsentationsstufe (Zeichen und Bezeichnetes sind oft nicht voll arbiträr wie bei Worten) darstellen und leichter zu „prompten" sind. HOWLIN (2008) beschreibt die Entwicklung von den oft als zu komplex erlebten konventionellen Gebärdensystemen (z. B. „American Sign Language") zu speziellen Ansätzen wie z. B. „Makaton" (WALKER, 1980). Dieses hält ein Kernvokabular von Gebärden und Symbolen sowie ein Aufbauvokabular gesteigerter Komplexität vor (siehe auch Kapitel 5.2). In Deutschland verbreitete Systeme greifen beispielsweise auf „Schau doch meine Hände an" (BUNDESVERBAND EVANGELISCHE BEHINDERTENHILFE E.V., 2005) und die Gebärdenunterstützte Kommunikation (GUK) nach WILKEN (2010) zurück. HOWLIN (2008) weist darauf hin, dass die Evidenzlage zur Gebärdenunterstützten Kommunikation bei Menschen mit Autismus noch sehr dünn ist. Dies begründe sich einerseits damit, dass eine Vielzahl an Systemen im Einsatz sei, andererseits fehle es einem Großteil der Studien an der Einhaltung der wissenschaftlichen Gütekriterien. Auch bei Studien, die diese Kriterien erfüllten, ergeben sich nach Ansicht der Autorin stark heterogene Aussagen. Da das Erfolgskriterium meist an der Anzahl erlernter Gesten angesetzt wird, bedeutet ein positiver Output der Studie nicht automatisch einen Zugewinn funktionaler Kommunikation. ATWOOD (1988) betont dies, indem er darauf hinweist, dass Gebärden bei Kindern mit Autismus eher stereotyp und repetitiv verwendet würden und auf die Befriedigung unmittelbarer Bedürfnisse abzielen, anstatt soziale Interaktion zu regeln und gemeinsames Erleben herzustellen. HOWLIN (2008) schließt damit, dass im Bereich der Gebärdenunterstützten Kommunikation bei Autismus unter Umständen weniger die Wahl des Systems als das genaue Profil des Betroffenen im Fokus stehen sollte. Hier führen die einzelnen Befunde zu fraglichen Defiziten oder Ressourcen in den Bereichen der Motorik und Imitation, des Abstraktionsvermögens und Verstehens von Referenzialität und weiterer kognitiver Grundkompetenzen zu der Frage, ob und warum Gebärden bei diesem speziellen Kind eine kommunikative Erleichterung bewirken könnten.

5.5 Gestützte Kommunikation

Die Gestützte Kommunikation (auch „Facilitated Communication" – FC) stellt eine in Fachkreisen durchaus umstrittene Methode der Kommunikationshilfe autistischer Menschen dar. Bei der FC werden die Defizite im verbal-sprachlichen Austausch über die Schriftsprache kompensiert. Hierbei wird der Oberarm, der Arm, das Handgelenk oder ein Finger des Betroffenen (FC-Schreiber) am Computer von einer anderen Person (FC-Stützer) gestützt, sodass der Schreiber Worte und Sätze tippen oder auf einer schriftlichen bzw. nicht schriftlichen Kommunikationstafel Grapheme, Symbole oder Bilder zeigen kann. PROBST (2009) verweist auf massive Mängel bisheriger Studien, die zugunsten der FC ausfielen. Die „Resolution zur Gestützten Kommunikation" (BIERMANN ET AL., 2003) wurde von einundvierzig internationalen Wissenschaftlern der Medizin, Erziehungswissenschaft, Sozialwissenschaft und Psychologie unterzeichnet. In der Resolution wird darauf hingewiesen, dass in bisherigen Studien zur FC bei etwa 80 Prozent der beteiligten Versuchspersonen keine authentische Kommunikation nachgewiesen werden konnte und bei den übrigen 20 Prozent keine funktionale Veränderung der Kommunikation auftrat. Besonders bedenkenswert sei, dass sich bei 75 Prozent der entsprechend untersuchten Versuchspersonen eine inhaltliche Steuerung der FC-Botschaften durch die stützenden Personen nachweisen ließ. Die Resolution weist darauf hin, dass sich hinsichtlich der Referenztheorien keine theoretischen Untermauerungen für die Methode der Gestützten Kommunikation heranziehen lassen. In der FC werde vielmehr Grundlegendes aus den Bereichen des Autismus, der geistigen Behinderung und des Schriftspracherwerbs infrage gestellt und Autismus als überwiegend motorische/handlungspraktische Störung dargestellt. Dass die FC trotz aktueller wissenschaftlicher Erkenntnisse in vielen Einrichtungen weiterhin praktiziert wird, begründet PROBST (2009) damit, dass Behandler und Angehörige die Kommunikationsbehinderung ihrer Mitmenschen nicht akzeptieren, sondern lieber eine Fantasie der ungestörten kognitiven und kommunikativen Kompetenzen erfüllt sehen wollen. PROBST (2009) weist abschließend auf die möglichen schädlichen psychosozialen Effekte der FC hin: Nicht nur würden der autistischen Person unter Umständen Gedanken, Gefühle, Absichten und Entscheidungen zugeschrieben, die ihr nicht authentisch seien. Auch würden auf FC-Botschaften basierende Entscheidungen erheblich die Grundrechte der autistischen Menschen verletzen, wenn davon ausgegangen werden könne, dass die Botschaften dem „Schreiber" nicht ausschließlich selbst zuzuschreiben seien.

Auszug aus der Resolution zur Gestützten Kommunikation (BIERMANN ET AL., 2003, S. 1)

„Die Gestützte Kommunikation ist somit eine in ihrer Effektivität widerlegte Technik. Eltern und pädagogisch oder therapeutisch tätige Personen müssen über die eindeutig negative Forschungslage aufgeklärt werden, bevor sie sich für FC entscheiden. Da allerdings trotz der eindeutigen Befundlage letztlich nicht ausgeschlossen werden kann, dass sehr vereinzelt Menschen gestützt kommunizieren können, fordern wir, dass in jedem Einzelfall unter kontrollierten Bedingungen die Authentizität der FC-Botschaften nachgewiesen werden muss. Dies gilt insbesondere in öffentlichen Einrichtungen, wenn schulische Maßnahmen, Förderprogramme, Wohnsituationen etc. auf Grund von FC-Aussagen verändert werden sollen und wenn öffentliche Gelder zur FC-Stütze beansprucht werden."

5.6 „Treatment and Education of Autistic and Related Communication Handicapped Children" (TEACCH)

TEACCH ist nach PANERAI ET AL. (2002) eine der wirksamsten Methoden im Bereich Autismus – nicht zuletzt dadurch, dass es von SCHOPLER (1994) speziell für diese Personengruppe in enger Zusammenarbeit mit auf dem Gebiet professionell Tätigen und Eltern betroffener Kinder entwickelt wurde.
Die Abkürzung TEACCH steht für „Treatment and Education of Autistic and Related Communication Handicapped Children". Der Ansatz stellt keine sprach- und kommunikationsspezifische Methodik dar, sondern generelle Förderprinzipien, die sich auf den gesamten Alltag des Kindes beziehen. So ist sowohl eine Implementierung in sprachtherapeutische Sitzungen als auch in die gemeinsame Arbeit am Alltagstransfer der Sprache und Kommunikation möglich. TEACCH zieht als Grundreferenz die Hypothese heran, dass Menschen mit Autismus im Alltag immer wieder durch Störungen der Wahrnehmung von Zeit, Raum und sozialen Hinweisreizen in ihrer Alltagsbewältigung eingeschränkt werden. Der Ansatz versucht, die Schwierigkeiten des Kindes zu minimieren, indem die Außenwelt wahrnehmbar strukturiert wird.

„Treatment and Education of Autistic and Related Communication Handicapped Children"– Grundprinzipien (HÄUßLER, 2006, S. 132-133)

- Fachkompetenz: Berücksichtigung aktueller Erkenntnisse über Autismus
- Individualisierung: auf den Einzelfall zugeschnittene Hilfen und Lösungswege
- Kooperation mit den Eltern/Familien: partnerschaftliche Zusammenarbeit bei der Planung und (nach Möglichkeit) Durchführung der Maßnahmen sowie Kommunizieren aller Informationen untereinander
- Ganzheitlichkeit: umfassende Förderung in allen Bereichen der Persönlichkeit und der Entwicklung unter Berücksichtigung aller Lebensbereiche des Betroffenen
- Methodenvielfalt: Einbeziehung einzelner (wissenschaftlich fundierter) Methoden, nicht Favorisierung einer einzelnen Methode als „Allheilmittel"
- Formelle und informelle Diagnostik: Förderung auf der Basis einer Diagnostik, die versucht, das Verhalten des individuellen Kindes/Erwachsenen zu verstehen
- Kompetenzorientierung und Respekt vor Andersartigkeit: Ansetzen an den Stärken, Akzeptanz (noch) bestehender Schwächen sowie Respekt vor der Individualität des Einzelnen und Akzeptanz von Besonderheiten, die nicht selbst- oder fremdschädigend sind
- Strukturierung, kognitive Ansätze und Verhaltenstheorie: proaktive Verhaltenssteuerung durch den Versuch, Verhaltensregeln einsichtig zu machen („Verstehen statt Dressur")

SCHOPLER (1994) geht davon aus, dass es für den autistischen Menschen schwer ist, reale Signale und Hinweisreize zu decodieren – eine Fähigkeit, die Menschen ohne Autismus angeboren zu sein scheint. Kinder mit Autismus haben nach SCHOPLER (1994) Schwierigkeiten, über die perzeptuelle Ebene hinaus zu gehen und abstrakte Konzepte, Gesten, die Bedeutung von Imitation, interpersonelle Beziehungen, zeitliche Abläufe und kausale Zusammenhänge im Alltag zu verarbeiten und zu verstehen. TEACCH macht diese Konzepte im Alltag so perzeptuell wahrnehmbar wie möglich, indem es eine visuelle Unterstützung herbeiführt. Kinder mit Autismus können so Alltagsabläufe selbstständiger und selbstbestimmter regeln und zu einer Unabhängigkeit von ständiger Begleitung und Anleitung einer Betreuungsperson gelangen. Gleichzeitig werden Anforderungen und zeitliche Dimensionen einschätz- und handhabbarer. In der sprachtherapeutischen Sitzung können die Kinder die Dauer der Arbeitsbelastung absehen, selbstständig von einer Therapiephase in die nächste wechseln und sich eine abschließende Belohnungssequenz in Aussicht stellen. So können auch Durchhalten und Abwarten innerhalb der Therapie ermöglicht werden.

PRAXISBEISPIEL

Elemente des „Treatment and Education of Autistic and Related Communication Handicapped Children (TEACCH)" in der Sprachtherapie

Die vierjährige, autistische Inga flitzt in den ersten Stunden der Sprachtherapie im Raum herum, kann sich auf keine Angebote einlassen, fragt ständig nach Geschenken, will aus dem Raum herausgehen. In den nächsten Stunden werden die einzelnen Aufgaben (z. B. Mundmotorik, Verbkarten, Bilderbuch) als Fotos auf ein Steckbrett geheftet. Als Letztes folgt ein Foto der Stickerdose, aus der sie sich einen Belohnungssticker nehmen darf. Inga wird angeleitet, zu Beginn der Therapie die Fotokarten zu benennen, dann nach jeder Tätigkeit das entsprechende Bild in die „Fertig"-Kiste zu befördern. Sind alle Fotos vom Steckbrett genommen, darf sie selbst zurück in die Räume der Tagesklinik gehen. Schon in der vierten Stunde setzt sich Inga zu Beginn der Stunde bereitwillig an den Tisch, erläutert mit ihren einfachen Worten den zu erwartenden Stundenhergang und zeigt mit besonderer Freude auf das Foto der Stickerdose. Teilweise holt sie sich eigenständig die zu bestimmten Aufgaben benötigten Hilfsmittel her. Sie zeigt kaum noch Versuche, frühzeitig aus der Situation auszubrechen. Am Ende der Stunde scheint sie stolz und zufrieden über die geleistete Arbeit zu sein. Begrenzungen seitens der Therapeutin sind während der Stunde sehr viel weniger nötig, so dass eine gelöste und dennoch konzentrierte Arbeitsatmosphäre entsteht.

Das „TEACCH-Communication-Curriculum" richtet sich speziell an Menschen mit Autismus, die starke Einschränkungen in Formalität und Kommunikativität der gesprochenen Sprache zeigen. Ausgehend von einer umfassenden Diagnostik wird ein individuelles Förderprogramm entwickelt, das sofort in den Alltag implementiert wird. Hierbei wird primär nach Prinzipien der naturalistischen Ansätze (siehe Kapitel 4.2) vorgegangen. Besondere Aspekte des TEACCH-Ansatzes stellen sich in fünf Dimensionen dar.

Die fünf Dimensionen des „TEACCH-Communication-Curriculums" (HÄUßLER, 2006, S. 146-150)

1) Kommunikative Funktion (Aufmerksamkeit des Kommunikationspartners erregen, Bitte oder Bedürfnisäußerung, Ablehnung, Kommentar, Informationen geben, Informationen suchen, Gefühle ausdrücken, soziale Routinen)
   → Ausweitung der kommunikativen Funktionen des Kindes
2) Kommunikativer Kontext (Anzahl und Vertrautheit der Personen, bestimmte Merkmale anwesender Personen, Ort, Aktivität, Tageszeit)
   → Ausweitung auf verschiedene Kontexte
3) Inhalt (sprachlich formale Aspekte, kommunikative Ambiguität eines Inhalts)
   → Ausdifferenzierung von Aussagen
4) Zeichen (Laute, Gesten, Wörter, Handlungen, Bilder, Symbole)
   → Alle Kommunikationssysteme sind erlaubt
5) Form der Kommunikation (Kommunikationssysteme, Komplexität und Spezifität der Aussage)
   → Anbahnung von echter Initiative, die kontextunabhängig erreicht wird

Im klinischen Alltag tauchen immer wieder autistische Kinder auf, bei denen zuerst keine Compliance für sprachtherapeutische Übungen aufbaubar scheint. Viele dieser Kinder (und ihre Therapeuten) profitieren deutlich von TEACCH-Elementen in der Therapiesitzung.
Die Effektivität von TEACCH für Kinder mit Autismus und Kinder mit schweren Störungen der Kognition und Kommunikation ist bereits mehrfach nachgewiesen (PANERAI ET AL., 1997; PANERAI ET AL., 1998; NORGATE, 1998). PANERAI ET AL. (2002) zeigten, dass TEACCH sich positiv auf alle Aspekte der kindlichen Entwicklung, außer auf die Feinmotorik, auswirkte.

TEACCH stellt aufgrund seiner Patientenorientierung und der Ablehnung jeglichen dogmatisch geprägten Handelns zugunsten von Wissenschaftlichkeit und Integration aller adäquat scheinenden Ansätze ein prototypisches Beispiel eines Ansatzes dar, der therapeutisches „Clinical Reasoning" auf die Autismustherapie anwendet.

5.7 Zusammenfassung

Soll ein System der Unterstützten Kommunikation ausgewählt werden, müssen nicht nur die kognitiven Möglichkeiten des Kindes, sondern auch seine motorischen Fähigkeiten und das Alltagssetting, in dem es sich befindet, berücksichtigt werden. Um die Motivation des Kindes zu erhalten, kann es außerdem sinnvoll sein, seine Lernfähigkeiten mit verschiedenen Systemen sowie seine eventuellen Präferenzen zu beobachten. SON ET AL. (2006) verglichen ein bilderbasiertes System (ähnlich PECS) mit einem elektronischen System mit Sprachausgabe („Talker"). Die Kinder erlernten beide Systeme gleich leicht und schnell. Vor dem Hintergrund, dass beide Systeme eine erfolgreiche Hilfe darstellen, ergänzen die Autoren, dass die persönliche Präferenz der Kinder in der Wahl des Systems eine Rolle spielen sollte. Alle Kinder der Studie zeigten eine klare Bevorzugung eines der beiden Systeme. Gleichzeitig zweifeln SON ET AL. (2006) jedoch, ob die Wahl des vom Kind präferierten Systems tatsächlich ein besseres therapeutisches Ergebnis bedeute. Diese Frage stelle eine Aufgabe an die zukünftige Forschung. STIEBEL (1999) weist darauf hin, dass die Implementierung Unterstützter Kommunikation (UK) oft an Transfer und Generalisierung in den Alltag scheitert. Das Umgehen mit der UK müsse demnach nicht nur den betroffenen Kindern, sondern vor allem den möglichen Kommunikationspartnern im Alltag, also Eltern, Geschwistern und Betreuern oder Lehrern, nahegebracht werden. Die Autorin hat sich der Frage gewidmet, wie Unterstützte Kommunikation in Zusammenarbeit mit Eltern implementiert werden kann. Die UK müsse in die Alltagsroutinen der Familie integriert werden, was ein aktives Handeln und Planen seitens der Eltern voraussetzt. Die Eltern waren in STIEBELS Studie gefordert, Alltagsprobleme der Kommunikation selbst zu lösen, indem man ihnen Hintergrundwissen an die Hand gab und sie stets auf die Entwicklung eigener Lösungsideen zurückführte. STIEBEL (1999) konnte nicht nur nachweisen, dass Kinder, deren individueller Alltag berücksichtigt wurde und deren Eltern Kommunikationsprobleme eigenständig bearbeiten konnten, die UK im Alltag häufiger nutzten. Die Eltern dieser Kinder schafften auch mehr Möglichkeiten zur Nutzung der Unterstützten Kommunikation. Außerdem erlangten sie eine verbesserte Wahrnehmung für die Fähigkeiten ihrer Kinder und ihr eigenes Verhalten.

6 Symptombezogene Therapie

In diesem Kapitel werden gezielt sprachliche Symptome bei Menschen mit Autismus erläutert und die Frage der sprachtherapeutischen Behandlung wird diskutiert. Es erfolgt außerdem eine intensivere Betrachtung der für die Sprachtherapie bei Autismus besonders relevanten Sprachebenen.

6.1 Echolalien

Echolalien sind Phänomene, die bei Menschen mit Autismus im klinischen Alltag sehr häufig als autismusspezifisches sprachliches Symptom beschrieben werden. Obwohl Echolalie auch in der normalen Entwicklung vorkommt, erfolgt sie bei Autismus häufiger und über einen längeren Zeitraum (EIGSTI ET AL., 2007). Eine Echolalie ist die Wiederholung eines Wortes oder einer ganzen Phrase, die ein anderer zuvor gesagt hat. Hierbei wird dasselbe Betonungsmuster angewendet. Echolalien können direkt oder verzögert sein. Eine Person kann also den Gruß „Hallo Hans!" mit einem echolalierten „Hallo Hans!" erwidern oder aber um Minuten, Stunden oder sogar Tage verzögert wiederholen. TAGER-FLUSBERG ET AL. (2005) berichten über ein Kind, das bei der Begegnung mit seinem Vater den Satz „Jetzt werde ich Dich kitzeln!" echolalierte, wenn es selbst gekitzelt werden wollte, da es diesen Satz einmal in der Situation des Kitzelns gehört hatte.
LOVAAS (1977) betrachtete Echolalien zuerst als unerwünschtes Verhalten ohne Funktion. Es handele sich hier um ein selbststimulierendes Zwangsverhalten, das eliminiert und durch angemesseneres Kommunikationsverhalten ersetzt werden müsse. Vier Jahre später arbeiteten PRIZANT & DUCHAN (1981) sechs differenziertere Funktionen direkter Echolalien heraus.

Mögliche Funktionen der Echolalie (PRIZANT & DUCHAN , 1981)

1) Herstellung eines „Turn-Takings"
2) Durchsetzung eigener Interessen
3) Signalisierung von Zustimmung
4) Wunschäußerung
5) Aussagenwiederholung, um den Verstehensprozess zu unterstützen
6) Selbstregulation und Selbststimulation

BOGDASHINA (2005) bezeichnet echolalierte Wörter, die oft eine besonders ansprechende phonologische Struktur haben, als sensorisch-linguistische Spielzeuge, die dem Kind ein angenehmes Gefühl vermitteln. Kindern, die begeistert tagelang den

Begriff „Usedomer Bäder-Bahn" oder die Phrase „dicker, dicker Bauch" echolalieren, haben offensichtlich ein solches Spielzeug für sich entdeckt.
Verzögerte Echolalien können zusätzlich zur Wiederherstellung einer bereits erlebten Szene dienen. So könnte ein Kind mit elterlichem Ton „ist schon gut" sagen, wenn es hingefallen ist (PRIZANT & DUCHAN, 1981).

Praxisbeispiel Echolalien – Sicht einer Betroffenen (Williams, 1995, S. 292)

„Meine Sprachentwicklung wurde zum großen Teil durch die Wiederholung einer Schallplatte mit Geschichten und durch Werbespots im Fernsehen vorangetrieben. Wenn ich später Sätze wiederholte, geschah das nur, weil ich spürte, dass irgendeine Antwort aus Geräuschen erforderlich war. Spiegeln war, wie das Zusammenlegen von zueinander passenden Gegenständen, meine Art zu sagen: ‚Sieh nur, ich kann eine Beziehung zu Dir herstellen. Ich kann das Geräusch auch machen!' Wenn Kinder mit Echolalie sich oft besser entwickeln, liegt das daran, dass sie auf ihre Art verzweifelt versuchen, sich anderen zu nähern, und zeigen, dass sie eine Beziehung herstellen können, wenn auch nur als Spiegel."

CARR ET AL. (1975) zeigten, dass Echolalien bei Kindern mit Autismus meist dann auftraten, wenn man sie mit Fragen oder Aufforderungen konfrontierte, die sie nicht verstanden oder für die sie keine adäquate Reaktion kannten.
WETHERBY (2006) beschreibt die Kommunikation durch Echolalien als indexierende Kommunikation, die von der Kommunikation durch referenzielle Symbole deutlich zu unterscheiden ist. Ein Wort oder eine Phrase zu wiederholen, die Teil des angestrebten Zieles sei, sei weit entfernt von der Kommunikation über Symbole, die selbst keine Gemeinsamkeiten mehr mit der angestrebten Handlung oder dem Objekt hätten, sondern rein referenziellen Charakter zeigten. Außerdem solle bei der Beurteilung spontansprachlicher Fähigkeiten bei Kindern mit Autismus stets genau beobachtet werden, ob es sich bei der produzierten Sprache statt um spontan produzierte, komplexe Wörter und Sätze nicht um echolalierte Phrasen, also „Chunks" handele. Viele Kinder, die lange Phrasen anderer wiederholten, würden oft irrtümlich als sprachlich gewandt und gut entwickelt beurteilt. BALTAXE & SIMMONS (1977) fanden bei Zubettgeh-Szenen mit autistischen Kindern verzögerte Echolalien, die vermutlich eine Basis für eine verspätete linguistische Analyse des am Tage Gehörten wiederherstellten. Diese Hypothese wird durch die Erkenntnis von BERNARD-OPITZ ET AL. (2000) gestützt, dass bei verbesserten sprachlichen Fähigkeiten meist ein Rückgang der Echolalien zu beobachten ist. VARANDA & FERNANDES (2011) kommen zu dem Ergebnis, dass aufgrund der autismusspezifischen kognitiven Verarbeitung eine syntaktische Information unter Umständen nicht so schnell und nicht zeitgleich mit dem Moment des Sprachangebots verarbeitet werden kann.
FRITH (1989) vermutet hinter echolalierten „Chunks" eine ganzheitliche Verarbeitungsweise von Sprache, auf die die Kinder in Ermangelung von Analyse und Hypo-

thesenbildung angewiesen seien. BOGDASHINA (2005) beschreibt diese ganzheitliche Speicherung als „Gestalt-Speicherung", in der einzelne Items, also Situationen oder Episoden, nicht komprimiert würden. Dies geschehe normalerweise über Filterung, Kategorisierung und Einschränkung auf das Wesentliche. FAY & SCHULER (1980) belegen dies damit, dass Kinder mit Autismus bei Echolalien Wort- und Phrasengrenzen weniger wahrnehmen – die echolalierte Phrase wird als ganzheitliches Speicherstück wahrgenommen und wiedergegeben. Bei Gestalt-Speicherung würden komplette Sequenzen oder Episoden samt aller (irrelevanten) Details abgespeichert. Als Konsequenz müsse der Betroffene zum Abruf von Information die gesamte Erinnerung durchspielen, um das gesuchte Item abzurufen, so BOGDASHINA (2005). Die autistische Autorin WILLIAMS (1995) gibt an, nur fünf bis zehn Prozent des Gesagten zu verstehen, wenn sie es nicht innerlich wiederhole. Während sie die Sätze laut oder still wiederhole, entfalteten sich Bilder, taktile oder olfaktorische Erinnerungen, in die die verbale Botschaft übersetzt werde. WILLIAMS beschreibt diesen Vorgang als rückwärtiges Denken. Die ganzheitliche Abspeicherung erinnert an die Befunde von TSATSANIS ET AL. (2003) hinsichtlich der verminderten Funktion des Thalamus zur Filterung von eintreffender Information (siehe Kapitel 1.3.2).

PRAXISBEISPIEL

Therapeutisches Nutzen von Echolalien

Beim Einfordern einer Aktivität durch eine Echolalie kann dem Kind eine Expansion seiner Äußerung auf eine situationsadäquate Formulierung zurückgegeben werden.

Beispiel eines autistischen Kindes, das durch eine Echolalie den Wunsch äußert, gekitzelt zu werden:

Kind: „Jetzt werde ich Dich kitzeln!"

Vater: „Papa soll kitzeln?" (eventuell mehrfach)

Kind: „Papa soll kitzeln!"

Der Vater kitzelt das Kind.

Diese Interaktion kann in einem gemeinsamen Spiel (z. B. Jagen und Kitzeln) wiederholt werden, bis sich die adäquate Aufforderung festigt.

Ein Hemmen der Echolalien in der Sprachtherapie erscheint also nicht generell sinnvoll, da deren Produktion ein Bemühen um die Analyse sprachlicher Information oder aber um die Aufrechterhaltung der Interaktion bedeuten kann. Echolalien werden mit der erfolgreichen Arbeit an rezeptiver und expressiver Sprache zurückgehen. Selbstverständlich können bei einem nicht-dialogisch sprechenden Kind Echolalien therapeutisch genutzt werden.

6.2 Semantisch-lexikalische Störungen

Der erfolgreiche und flexible Aufbau einer funktionalen Sprache basiert in weiten Teilen auf dem Aufbau eines weitreichenden, differenzierten Wortschatzes mit leichter Abrufbarkeit. Der frühe referenzielle Wortgebrauch korreliert bei Kindern mit Autismus mit einer im Verlauf positiven allgemeinen und sozialen Entwicklung (LISS ET AL., 2001). Es folgen praxisrelevante Erkenntnisse zur Wortschatzentwicklung autistischer Kinder und ihre Implikationen für die Praxis.

Um neue Wörter zu lernen, muss ein Kind eine arbiträre Verbindung zwischen einem gehörten Wortlaut und dem Objekt in seiner Umwelt, auf den sich das Gesagte bezog, schließen. CAREY & BARTLETT (1978) bezeichneten diesen Prozess, der den frühen Einstieg in eine rapide Wortschatzentwicklung ermöglicht, als „Fast-Mapping". Das „Fast-Mapping" setzt die geteilte Aufmerksamkeit zwischen Kind und Erwachsenem („Joint Attention") voraus, also die Fähigkeit, seinen Fokus zwischen einer Sache und einem Kommunikationspartner zu teilen (siehe Kapitel 2.2.1). In der alltäglichen Wortschatzentwicklung kommen meist zwei Arten der geteilten Aufmerksamkeit zum Tragen: Während das Kind sich mit etwas beschäftigt, benennt der Erwachsene einen im Fokus des Kindes stehenden Gegenstand, den es dann mit dem gehörten Wort verbindet. Im Alltag beziehen Eltern die dem Kind angebotene Sprache allerdings nicht nur auf Dinge, die in der Aufmerksamkeit des Kindes stehen. In etwa 50 Prozent der Fälle beziehen sich geäußerte Wörter auf Dinge, die nicht im Fokus des Kindes sind (HARRIS ET AL., 1983). Das Kind muss also auch der Aufmerksamkeit des Elternteils folgen, indem es auf Blicke oder Zeigegesten seines Gegenübers achtet.

Für Kinder mit Autismus und Störungen des frühen Wortschatzes stellt sich hinsichtlich des Aufbaus einer therapeutischen Intervention die Frage: Handelt es sich eher um eine Störung des „Fast-Mappings" im Sinne eines Unvermögens des Erstellens arbiträrer Verbindungen – oder liegt die Störung im Bereich dieser essenziellen Fähigkeit der geteilten Aufmerksamkeit und der Aufmerksamkeitsfolge? Wenn sich die Störung auf die Aufmerksamkeitsfolge begrenzt, sollte es in der Therapie weniger um das Initiieren erster „Fast-Mapping"-Prozesse gehen, sondern vielmehr um eine gezielte Förderung der Aufmerksamkeitsfolge, die ein effizienteres und erfolgreicheres „Fast-Mapping" im Alltag ermöglicht.

BARON-COHEN ET AL. (1997) zeigten, dass Kinder mit Autismus Fehler in den Verbindungen zwischen Bezeichnendem und Bezeichnetem machten, wenn sie vorzugsweise ihrem eigenen Fokus statt dem des Sprechenden folgten. Nur 29 Prozent der autistischen Probanden waren in der Lage, ein gehörtes Wort erfolgreich einer Sache zuzuordnen, wenn die Sache sich nicht in ihrem Fokus befunden hatte. Über 70 Prozent der Vergleichsprobanden mit Entwicklungsverzögerungen und fast 80 Prozent der Kinder mit altersgemäßer Entwicklung waren hierzu fähig. Wenn sich jedoch der Fokus des Sprechers mit dem des Kindes deckte, konnten 89 Prozent der autistischen Kinder eine korrekte Zuordnung ausführen. Das Ausmaß der entwickelten Aufmerksamkeitsfolge erwies sich als zuverlässiger Parameter, um verlässliche Aussagen zur zukünftig erwartbaren Wortschatzentwicklung der Kinder zu treffen (DUFFIE ET AL., 2006). Die Studie von BARON-COHEN ET AL. (1997) zeigt deutlich, dass Kinder mit Autismus durchaus gehörte Wörter einem inhaltlichen Begriff zuordnen. Sie zeigt jedoch auch, dass autistische Kinder aufgrund einer Störung der geteilten Aufmerksamkeit (präziser: der Aufmerksamkeitsfolge) das „Fast-Mapping" im Alltag nur unzureichend einsetzen können.

Therapeutische Interventionen, die auf geteilte Aufmerksamkeit und auf die Aufmerksamkeitsfolge abzielen, müssten also positive Effekte auf die frühe Wortschatzentwicklung autistischer Kinder haben. Gleichzeitig können Eltern autistischer Kinder von einer Aufklärung über die Arten geteilter Aufmerksamkeit profitieren und von dem Wissen, dass ihr Kind eher Wortlaute korrekt speichern wird, die sich auf eine in seinem Fokus stehende Sache beziehen.

Es sollte also in der Wortschatztherapie zuerst vermehrt der kindlichen Aufmerksamkeit gefolgt werden. Erst während eines erfolgreichen Aufbaus der Aufmerksamkeitsfolge kann davon ausgegangen werden, dass das Kind auch die durch den Behandler spontan benannten Dinge und Sachverhalte außerhalb seines Fokus korrekt zuordnen wird. AKECHI ET AL. (2012) geben einen weiteren Hinweis, wie den Kindern beim Wortschatzerwerb geholfen werden kann: Zeigt der Erwachsene bei der Benennung gleichzeitig auf den Gegenstand, erhöht sich die Wahrscheinlichkeit, dass das Kind die Referenz der Wortäußerung korrekt wahrnimmt und abspeichert.

Das mögliche Ausbleiben eines Wortschatzspurtes im Alter von etwa zwei Jahren, das häufig als erste sprachliche Stagnation und schließlich auch als Regression wahrgenommen wird, begründet BOGDASHINA (2005) damit, dass die Kinder auf einem Stadium der perzeptuellen Verarbeitung verharren (siehe Modell Kapitel 2.1). Während die ersten Wörter als Label verknüpft werden (d. h. ein Wort wird mit einem Gegenstand assoziiert), erlebe das Kleinkind im Wortschatzspurt eine Veränderung seines kognitiven Stils. Statt der Verarbeitung perzeptuellen Wortlernens erfolge ein Aufbau von Repräsentationen und Kategorien. Werden Worte und Wortbedeutungen nicht als abstrakte Konzepte in Kategorien abgespeichert, unterliege der schnelle Aufbau eines differenzierten Wortschatzes einer Störung. Um Konzepte und Kategorien aufzubauen, muss das Kleinkind laut BOGDASHINA (2005) seine Umwelt interpretieren können. In der Sprachtherapie sollte also stets beobachtet werden, ob eine Handlung und ihre Relevanz verstanden werden. Ähnlichkeiten zwischen Gegenständen und ihrer Zugehörigkeit zu semantischen Kategorien sollten auf niedrigem Level erarbeitet werden, und das Symbolverstehen der Kinder sollte stets hinterfragt werden. Ein Zwischenschritt zwischen perzeptueller Verarbeitung und dem Aufbau von Repräsentationen kann in der Verwendung von Mitteln der Unterstützten Kommunikation (siehe Kapitel 5) liegen.

Mit der Erkenntnis von HORST & SAMUELSON (2008), dass Kleinkinder neben dem „Fast-Mapping" außerdem auf das ständige Feedback ihres Gegenübers angewiesen sind, um lexikalische Einträge zu korrigieren und zu festigen, ergibt sich eine weitere Schwierigkeit im Wortschatzaufbau autistischer Kinder. BEDFORD ET AL. (2012) weisen nach, dass Kinder mit Autismus während des ersten Gebrauchs neuer Wörter im Gegensatz zu normal entwickelten Kindern nicht von Rückmeldungen ihres erwachsenen Gegenübers profitierten, um die Worteinträge zu sichern oder eventuelle falsche Verknüpfungen zwischen Wort und Referenz zu korrigieren. Die Autoren vermuten, dass Kinder mit Autismus sich mehr auf eigene Hypothesen als auf Informationen durch andere verlassen. Ob diese Kinder das im sozialen Kontext gegebene Feedback aufgrund sozialer Defizite ignorieren oder schlicht nicht auf die Verlässlichkeit der gegebenen Rückmeldung vertrauen, bleibe vorerst offen.
Für die Wortschatztherapie bedeutet dies, dass sich Sprachtherapeuten bei Kindern mit Autismus nicht auf die Wirkung einfachen korrektiven Feedbacks verlassen können. Möglich ist, dass Feedback semantisch-lexikalischer Art den Kindern expliziter gegeben werden muss. Der Effekt sollte dabei für den Behandler stets überprüfbar, der Erfolg des Feedbacks dokumentierbar sein. Abwandlungen des korrektiven Feedbacks auf die speziellen Bedürfnisse des Kindes werden dem Therapeuten Kreativität und deduktives Denken abfordern, mindestens so lange, bis Evidenz zu effektiveren Möglichkeiten des Feedbacks gegeben ist. Eine weitere Schlussfolgerung aus der Studie könnte die Bedeutung der Beziehungsarbeit zum autistischen Kind sein: Das Kind muss zur Umsetzung des Feedbacks offensichtlich sein Gegenüber als unbestritten glaubwürdig und kompetent erleben. Dies impliziert, dass es vonseiten des Behandlers ein verlässliches, nachvollziehbares und oft explizit erklärtes Verhalten erleben muss.

Zusammenfassung: Semantisch-lexikalische Störungen bei Autismus

- Das Ausmaß der entwickelten Aufmerksamkeitsfolge ist ein verlässlicher Parameter zur zukünftig erwartbaren Wortschatzentwicklung (DUFFIE ET AL., 2006).
- Eltern profitieren von einer Aufklärung über den Komplex Fokus – Aufmerksamkeit – Aufmerksamkeitsfolge – „Fast-Mapping".
- Das Zeigen von Gegenständen durch den Erwachsenen unterstützt die Wortschatzentwicklung autistischer Kinder (AKECHI ET AL., 2012).
- Zweifel, ob korrektives Feedback in der Wortschatzentwicklung autistischer Kinder allein hilfreich ist.

6.3 Morpho-syntaktische Störungen

Es folgt ein Überblick über die Evidenz zu autismusspezifischen Störungen im morpho-syntaktischen Bereich und deren Implikationen für die Sprachtherapie. ROLLINS & SNOW (1998) stellen die frühe grammatische Entwicklung autistischer Kinder in einen engen Zusammenhang mit ihren sozial-pragmatischen Kompetenzen. Zwar gebe es auf den ersten Blick keinen Hinweis auf einen kausalen Zusammenhang, da beide Bereiche sich zeitlich unabhängig zu entwickeln scheinen und besonders im Bereich der Autismus-Spektrum-Störungen häufig Kinder mit niedrigen pragmatischen Kompetenzen vergleichsweise komplexe grammatikalische Äußerungen tätigen können. Jedoch dürfe nicht ignoriert werden, dass für Kinder erst in sozialen Situationen und durch komplexe soziale Interaktion die Notwendigkeit bestehe, komplexere Äußerungen zu formulieren. Kinder müssen sich mit ihren Kommunikationspartnern über das Initiieren, Beenden und Partizipieren gemeinsamer Tätigkeiten, über Bevorstehendes und Vergangenes oder Erklärungen zu eigenem und fremdem Verhalten verständigen. Diese Kommunikationskontexte setzen eine geteilte Aufmerksamkeit sowie das Wissen voraus, dass eine verbale Verständigung eine gemeinsame Perspektive schafft. Die Autoren wiesen nach, dass bei autistischen Kindern die rein instrumentelle Sprache keine Korrelation mit der Entwicklung der Grammatik zeigte. Hingegen korrelierten Grammatik und geteilte Aufmerksamkeit deutlich miteinander. Um eine rückläufige Kausalität auszuschließen (Kinder mit besserer Grammatik entwickeln daraus bessere geteilte Aufmerksamkeit), schlagen ROLLINS & SNOW (1998) vor, die Auswirkungen der Therapie der geteilten Aufmerksamkeit auf die Grammatik autistischer Kinder zu überprüfen. Während bei gesunden Kindern der Sprach- und Kommunikationsstil der Mütter einen deutlichen Einfluss auf die Grammatikentwicklung der Kinder hatte, traf dies, wie die Autoren betonen, nicht auf autistische Probanden zu. Dies wirft die Frage auf, ob übliche sprachtherapeutische Interventionen des auf den Spracherwerb des Kindes zugeschnittenen Sprachangebots (z. B. Input-Spezifizierung), bei Kindern mit Autismus-Spektrum-Störungen wirksam sind.

Grammatische Input-Spezifizierung

Das Prinzip der grammatischen Input-Spezifizierung beschreibt die Technik, das Sprachangebot gegenüber dem Kind in Bezug auf die spezifische grammatische Struktur so zu gestalten, dass das Kind diese Struktur besonders gut wahrnehmen und ihren Sinn erkennen kann. Die grammatische Zielstruktur wird in besonders hoher Frequenz und mit besonderer Betonung angewendet und in verschiedene Sprach- und Handlungskontexte geführt. Durch den erkennbaren Kontrast zu einer anderen Zielstruktur (z. B. „Die Biene fliegt in den Korb." zu: „Die Biene fliegt im Korb.") richtet das Kind nicht nur seine Aufmerksamkeit auf die wichtigen Elemente, sondern versteht auch ihre Bedeutung.

Zum fraglichen Effekt der Input-Spezifizierung bei Kindern mit Autismus konnten ALLEN ET AL. (2011) nachweisen, dass autistische Kinder häufiger Passiv-Konstruktionen nutzten, wenn sie diese zuvor vom Gesprächspartner gehört hatten. Dies erfolgte ohne explizite Aufforderung an die Kinder, auf die grammatische Struktur zu achten oder den Gesprächspartner nachzuahmen. Kinder mit Autismus passen also die syntaktische Struktur ihrer Äußerungen genauso automatisch der des Gesprächspartners an wie unauffällig entwickelte Kinder. Dies lässt darauf schließen, dass sprachliche Schwierigkeiten bei Kindern mit Autismus nicht darauf zurückzuführen sind, dass diese ein generelles Defizit in der sprachlichen Imitation grammatischer Strukturen haben. In der Dysgrammatismus-Therapie dürften Methoden der Input-Spezifizierung also effektiv sein.
HOWLIN (1984) wies nach, dass auch bei verzögerter grammatikalischer Entwicklung die Entwicklungsreihenfolge der morpho-syntaktischen Inhalte bei Kindern mit Autismus der unauffälliger Kinder glich. Es spricht also nichts gegen einen entwicklungsproximalen Therapieansatz, der sich in seinem linguistischen Aufbau inhaltlich an der normalen Sprachentwicklung orientiert. VARANDA & FERNANDES (2011) legen nahe, dass auch die syntaktischen Sprachverstehensprozesse in der Entwicklungsreihenfolge nicht von der normalen Entwicklung abweichen. Sie betonen aber, dass aufgrund der autismusspezifischen kognitiven Verarbeitung (siehe Kapitel 2.2.2) die Kinder die syntaktische Information unter Umständen nicht so schnell und nicht zeitgleich mit dem Moment des Sprachangebots verarbeiten können. Bereits BALTAXE & SIMMONS (1977) vermuteten in den verzögerten Echolalien autistischer Kinder bei Zubettgeh-Szenen eine Basis für eine verspätete linguistische Analyse des am Tage Gehörten. Der zeitlich verzögerten morpho-syntaktischen Verarbeitung autistischer Kinder sollte in der Therapie also Rechnung getragen werden. Dies kann durch eine metasprachliche Visualisierung grammatikalischer Phänomene geschehen (siehe Kapitel 5).

Zur Frage, ob grammatisch orientierte Therapiemethoden für Kinder mit Sprachentwicklungsstörungen auch für Kinder mit Autismus gültig sind, stellen SHULMAN & GUBERMAN (2007) eine beachtenswerte Studie vor. Sie untersuchten, ob sich die Ableitung einer Interpretation eines Wortes durch die Verarbeitung syntaktischer Elemente („syntaktisches Boot-Strapping") zwischen normal entwickelten Kindern, Kindern mit Autismus und Sprachstörungen sowie Kindern mit spezifischen Sprachentwicklungsstörungen (SSES) unterscheide. Die Kinder wurden aufgefordert, aus morpho-syntaktischen Hinweisen Wortbedeutungen zu erkennen. Hierzu wurden neologistische Verben einmal transitiv und intransitiv verwendet (z. B.: „Schau, die Hunde *bützen die Katzen!" oder „Schau, die Hunde und die Katzen *bützen!"). Hierbei sei darauf hingewiesen, dass die Studie auf Hebräisch durchgeführt wurde, eine Übertragung in die deutsche Sprache steht also aus. Nach verschiedenen Übungsstufen wurde überprüft, ob die Kinder die intendierte Bedeutung des neologistischen Verbs verstanden hatten. Normal entwickelte Kinder waren in der Lage, das Verb zu verstehen, während Kinder mit SSES deutliche Schwierigkeiten aufzeigten. Die Kinder mit Autismus und Sprachstörungen jedoch zeigten gleiche Ergebnisse wie die normal entwickelten Kinder: Sie wendeten den Aspekt der Transitivität oder Intransitivität des Verbs korrekt an, um den Inhalt des Neologismus zu verstehen. Diese Ergebnisse unterstreichen die Frage, ob Methoden der konventionellen Grammatiktherapie (für Kinder mit SSES entwickelt) bei Kindern mit Autismus anzuwenden sind, deren Sprachstörungen offenbar andere Mechanismen zugrunde liegen. Zur Gegenprobe wären hier Therapiestudien wünschenswert, die diese beiden Gruppen kontrastieren. RICHES ET AL. (2008) fügen in einer Vergleichsstudie zum Nachsprechen grammatikalisch komplexer Sätze durch Kinder mit SSES und sprachgestörten Kindern mit Autismus hinzu, dass die Kinder mit SSES größere Schwierigkeiten bei dieser Aufgabe aufwiesen. Die Autoren begründeten dies mit einer schlechteren auditiven Merkspanne der Kinder mit SSES.

CAPPS ET AL. (2000) weisen darauf hin, dass Kinder in eigenen Erzählungen zwar nicht mehr morpho-syntaktische Fehler produzieren als Kontrollgruppen, sich jedoch einfacherer syntaktischer Strukturen bedienen. Dies gehe damit einher, dass weniger temporale und kausale Anmerkungen zu Ereignissen der Erzählungen und ihrer Beziehung untereinander gemacht werden. Es würde dadurch auch weniger die Beziehung einzelner Ereignisse zum globalen Thema der Geschichte gekennzeichnet. Autistische Kinder würden eher in additiver Weise lokal begrenzte Beschreibungen abliefern, die in einfachen syntaktischen Strukturen realisierbar sind. Zur Frage der Abhängigkeiten zwischen Kognition und Grammatik sei auf die Diskussion zur „Theory of Mind" und Entwicklung der Grammatik (siehe Kapitel 2.1) verwiesen.

In der klinischen Beobachtung tauchen immer wieder Kinder und Jugendliche auf, die zwar auf Ebene der Kompetenz ganze und formal weitgehend korrekte Sätze sprechen können, sich jedoch im kommunikativen Alltag auf kurze Ein- bis Zweiwortsätze beschränken. Hier ist eine diagnostisch genaue Analyse der grammatikalischen Kompetenz im Vergleich zur Performanz vonnöten. Dies geschieht einerseits mit der Protokollierung der Äußerungen im Alltag – andererseits indem im diagnostischen Setting Äußerungen gesteigerter grammatikalischer Komplexität evoziert werden. Ist die grammatikalische Kompetenz tatsächlich nicht defizitär, sollte das Ziel, im Alltag ganze Sätze zu formulieren, eher unter verhaltenstherapeutischer statt unter sprachtherapeutischer Methodik verfolgt werden.

LEE ET AL. (1994) weisen nach, dass Kinder mit Autismus die auf sich selbst bezogenen Pronomen („ich", „mich", „mir") seltener verwenden und stattdessen oft durch den eigenen Namen ersetzen. ROLLERT & KASTNER-KOLLER (2007) empfehlen, Personalpronomina mit Fotos einzuüben. Dem autistischen Kind oder Jugendlichen sollten Fotos von sich und anderen vorgelegt werden, bei denen er dann bestimme, um wen es sich auf dem Bild handele („Das bin ich.", „Das bist Du.", „Das ist die Neele."). Um von hier auf Possessivpronomen zu gelangen, können den Bildern weitere Bilder von Gegenständen (z. B. Kleidungsstücke, Spielzeuge) zugeordnet werden („Das ist meins.", „Das ist deins.", „Das ist Neeles."). Hier ist kein korrektives Feedback vonseiten des Therapeuten möglich, da dieses mit dem Perspektivwechsel die Umkehr der Personalpronomen mit einschließen würde. Bei größeren Schwierigkeiten könnte die Übung insofern verändert werden, dass der Patient einen Unterstützer bekommt, der mit ihm zusammen zwischen „wir/unser" und „ihr/euer" entscheidet. Eine Möglichkeit, bei der weiter im Singular gearbeitet werden kann, ist die Arbeit zu dritt. Am Modell eines Sitznachbarn, der ebenfalls eigene Fotos und eigene Gegenstände aussortiert, kann ein Beobachtungslernen vollzogen werden. HARTMANN (2011) findet einen Weg, das Personalpronomen „ich" ohne irritierende Rückmeldungen des Gegenübers anzubahnen (siehe Praxisbeispiel).

PRAXISBEISPIEL

„ich" (HARTMANN, 2011, S. 382)

„Wenn mehrere Personen zusammen sind, hält einer das Gummibärchen (oder Flickerlicht oder Ähnliches) hoch und ruft: ‚Wer will das haben?'. Alle anderen rufen mit kurzen Pausen um die Wette ‚ich' und strecken ihre Hand aus."

HARTMANN weist darauf hin, dass bei den ersten Versuchen ein Helfer das Kind unterstützen kann.

Zusammenfassend ist also zu bemerken, dass die derzeitige Wissenschaft durchaus Erkenntnisse bereithält, die die Gültigkeit einzelner konventioneller Methoden und Techniken der Grammatiktherapie auch für autistische Kinder suggerieren. Andererseits scheinen den Störungen der Grammatik bei Kindern mit Autismus andere Mechanismen zugrunde zu liegen als bei Kindern mit SSES. Es kann nicht von einer generellen Übertragbarkeit der Methodik ausgegangen werden. Für die Entwicklung autismusspezifischer Ansätze wären zukünftig vergleichende Therapiestudien wünschenswert.

Zusammenfassung: Morpho-syntaktische Störungen bei Autismus

- Zusammenhang geteilte Aufmerksamkeit und grammatische Entwicklung (ROLLINS & SNOW, 1998)
- Argument für Wirksamkeit der Input-Spezifizierung: Auch bei Kindern mit Autismus lassen sich grammatische Zielstrukturen voraktivieren („primen") (ALLEN ET AL., 2011)
- Argument für Wirksamkeit entwicklungsproximaler Ansätze: Kinder mit Autismus zeigen gleiche Entwicklungsreihenfolge morpho-syntaktischer Strukturen (HOWLIN, 1984)
- Argument für mehr Visualisierung bei Autismus: Kinder können syntaktische Information nicht gleichzeitig mit Sprachangebot analysieren (VARANDA & FERNANDES, 2011)
- Besonderes Augenmerk bei autistischen Kindern: mögliche Kompetenz-Performanz-Diskrepanz
- Argument gegen Generalisierung der Grammatiktherapie von SSES-Kindern auf Kinder mit Autismus: Ähnlichen Oberflächenstörungen liegen unterschiedliche Mechanismen zugrunde (SHULMAN & GUBERMAN, 2007; RICHES ET AL., 2008)

6.4 Erzählen und Dialog

Obwohl bei der Beschreibung von Störungen aus dem Autismus-Spektrum häufig von Besonderheiten und Einschränkungen in der Gestaltung von Dialogen gesprochen wird, wurde dieser Bereich bislang eher „stiefmütterlich" betrachtet. Es finden sich wenige Studien, die sich systematisch dem Thema der Dialoggestaltung und narrativer Fähigkeiten autistischer Menschen widmen. Implikationen für die tägliche Arbeit mit autistischen Menschen müssen in der Autismus-Literatur wie „Stecknadeln in einem Heuhaufen" eher anekdotischer Betrachtungen gesucht werden. Die wirkliche Partizipation in der Gemeinschaft Sprechender entwickelt sich erst durch die Fähigkeit, Sprachkompetenzen in Dialog und Narration einzusetzen. Wenn Menschen aus ihrem Leben und von ihren Erfahrungen erzählen, erzeugen sie nicht nur ein sinnvolles Ganzes der Erlebnisse, sondern erklären auch, was wann und warum passiert ist – und wie und warum sie oder andere gehandelt oder empfunden haben. Erzählungen bilden also die Basis für das Verstehen der eigenen Geschichte, Wahrnehmungen und Handlungen sowie der Mitmenschen.

Bereits EALES (1993) wies bei Erwachsenen mit Autismus nach, dass sie im Gegensatz zu Erwachsenen mit einer früheren Sprachentwicklungsstörung in einer Konversation häufiger inadäquate Äußerungen zeigten. So hielten sie zum Beispiel deutlich zu lange am vorherigen Thema fest oder kehrten zu diesem zurück, gestalteten es mit irrelevanten Details oder wenig informativen Informationen aus. OCHS & SOLOMON (2005) sowie DOBBINSON ET AL. (1998) fügen hinzu, dass Menschen mit Autismus im Dialog oft an das unmittelbare, selten jedoch an das globale Thema anschlossen. HOBSON ET AL. (2012) betrachten die verbale Responsivität autistischer Kinder zum Gesprächsbeitrag eines Erwachsenen sowie die affektive Beteiligung (das „Gefühl, miteinander in Kontakt zu sein") der Gesprächspartner untereinander genauer. Als beobachtbare Parameter nennen die Autoren z. B. Blicke in die Augen des anderen anstelle bloßen oberflächlichen Anblickens sowie einen flüssigen Gesprächsablauf. Als Merkmal der kommunikativen Resonanz wurde eine Art der variierenden Übernahme syntaktischer Strukturen (syntaktische Resonanz) des Gegenübers herangezogen. HOBSON ET AL. (2012) konnten zeigen, dass autistische Menschen im Dialog deutlich weniger auf ihren Gesprächspartner bezogen waren. Außerdem zeigte sich bei autistischen Gesprächspartnern eine Korrelation zwischen Bezogenheit und affektiver Beteiligung, die sich bei der Kontrollgruppe nicht zeigte. Hier weisen die Autoren darauf hin, dass die kausale Richtung nicht geklärt sei, jedoch scheine es unwahrscheinlich, dass sich verbale Bezogenheit auf nonverbale affektive Resonanz auswirke, die sich in der Entwicklung weit früher entfalte. Die Gruppen unterschieden sich außerdem in der Häufigkeit atypischer Formen syntaktischer Resonanz. Fast alle autistischen Sprecher zeigten hier bei einer insgesamt größeren Anzahl der Äußerungen im Vergleich zu Kontrollgruppen nahezu gleich viele adäquate Äußerungen, jedoch zusätzlich häufige inkohärente, verkürzte, ungenaue, echolalische oder nicht bezogene Kommentare. HOBSON ET AL. (2012) stellten die Hypothese auf, dass Menschen mit Autismus zwar auf der linguistischen Oberfläche durchaus fähig seien, sich auf ihr Gegenüber zu beziehen, jedoch eine geringere Neigung zeigten, sich mit Einstellungen und Haltungen ihres Gegenübers zu identifizieren. Dies führe dazu, dass dialogische Bezogenheit zwar nicht völlig fehle, jedoch lückenhaft bleibe. Als Implikation bleibt der Bedarf nach enger Zusammenarbeit zwischen Sprachtherapeuten und Psychologen, wenn es um die Analyse der Konversationskompetenz autistischer Kinder geht. Eine rein auf linguistischer Ebene arbeitende Therapie scheint auf der Basis dieser Erkenntnisse genauso wenig sinnvoll wie die reine Arbeit am Erkennen und Mitempfinden von Gefühlen anderer ohne die Übertragung dieser Kompetenzen in den Rahmen der Dialogführung.

LAKE ET AL. (2010) befassten sich mit der Funktion von Füllwörtern („äh", „ähm") und ihrem Vorkommen in Dialogen bei autistischen Sprechern. Diese Füllelemente haben nach FOX TREE (2001) eine sinnvolle Funktion im Diskurs. Sie zeigen an, dass der Sprecher noch im Prozess des Formulierens sei, und geben je nach Füllwort sogar eine ungefähre Länge der zu erwartenden Verzögerung an. Es sei jedoch nicht geklärt, ob diese Funktion eigens dafür gemacht sei, dem Hörer zu dienen. LAKE ET AL. (2010) gehen jedoch von einer Hörerbezogenheit aus und vermuten weiter, dass autistische Sprecher weniger oder andere Füllelemente zeigen müssten, wenn ihre Sprachbeiträge weniger hörerorientiert wären. Sie verweisen hier darauf, dass autistische Gesprächspartner weniger gut die Hörerperspektive und dessen Vorwissen berücksichtigen. Abweichungen bezüglich der Füllwörter bei autistischen Kindern würden einerseits bedeuten, dass der Gebrauch von Füllwörtern nicht nur ein rein sprecherbezogenes, sondern ein hörerbezogenes Phänomen ist. Gleichzeitig demonstriere dies die fehlende Bezogenheit auf die Hörerperspektive seitens autistischer Gesprächspartner. Sprecher mit Autismus zeigten tatsächlich weniger Füllwörter und wiesen eher stille Pausen auf. Die Anzahl der Pausen entsprach genau der Anzahl der Unflüssigkeiten, welche die Sprecher der Kontrollgruppe mit Füllwörtern kompensierten. Die stillen Pausen erschwerten dem Hörer jedoch die Einschätzung, ob der Sprecher bereits mit seinem Beitrag fertig war. Die Autoren schlussfolgerten, dass den Pausen selbst die gleichen Unflüssigkeitsmechanismen wie bei der Kontrollgruppe zugrunde lagen, dass autistischen Sprechern jedoch die Kompetenz fehle, die daraus resultierende Irritation beim Hörer einzudämmen. Außerdem reparierten autistische Sprecher ihre Beiträge seltener im Sinne des Umformulierens. LAKE ET AL. (2010) vermuten als mögliche Erklärung, dass autistische Sprecher, genauso wie andere Sprecher, eigene Fehler beim Formulieren bemerken, sich jedoch der Auswirkungen auf den Dialog nicht bewusst sind und so weit weniger Strategien implementieren, damit der Hörer verstehen kann. In einer Studie von CAPPS ET AL. (1998) verließen sich die Kinder mit Autismus (obwohl man ihnen hinsichtlich ihrer sprachlichen Fähigkeiten höhere Kompetenzen zugetraut hätte) im Dialog auf wenig entwickelte Wege der

Dialogsicherung wie Wiederholungen, routinierte und charakteristische Skripts sowie idiosynkratische, nicht bezogene Bemerkungen. Die Gruppen der autistischen und der unauffälligen Kinder unterschieden sich nicht beim Kopfnicken und -schütteln in Bezug auf gestellte Fragen, autistische Kinder zeigten aber in der Konversation sehr viel seltener bestätigendes Kopfnicken. Die Kinder lächelten jedoch genauso oft wie die Kinder in der Kontrollgruppe, ihre Mimik war stets kontextadäquat und sie bedienten sich einer adäquaten Gestik. Diese Ergebnisse weisen darauf hin, dass die autistischen Zuhörer weniger mit der Verständnissicherung beschäftigt waren. Die Autoren beider Studien geben keine direkten Implikationen für die Einbeziehung dieser Erkenntnisse in die Therapie autistischer Menschen. Erwachsene autistische Menschen können sicherlich von einer expliziten Erklärung dieses Phänomens profitieren. Eine mögliche Herangehensweise sind außerdem Wahrnehmungsübungen, bei denen das autistische Gegenüber Formulierungspausen seines Gesprächspartners identifizieren muss oder während eigener Erklärungen seinen Gesprächspartner mithilfe von Füllwörtern bei Aufmerksamkeit halten muss. Ob solche Therapiemethoden einen tatsächlichen Anstieg an Reparaturverhalten bewirken, wäre eine für zukünftige Studien interessante Frage.

GHAZIUDDIN & GERSTEIN (1996) nehmen in ihre Analyse der Pragmatik autistischer Menschen die pedantische Sprache auf, die in der klinischen Erfahrung gerade bei Asperger-Autisten häufig zu beobachten ist, über die jedoch kaum wissenschaftliche Ergebnisse vorliegen. Die Autoren definieren pedantischen Sprachgebrauch folgendermaßen: Der Sprecher gebe mehr Information als notwendig bzw. andere Information, als die vom Hörer benötigte, er erwecke einen schulmeisterlichen, technokratischen Eindruck und monologisiere. Die Artikulation könne überpräzise sein. Eine direkte therapeutische Implikation ergibt sich aus ihren Beobachtungen noch nicht, das Phänomen kann aber durchaus zusammen mit einer weiteren Beobachtung behandelt werden: Eine Besonderheit, welche die dialogische Kommunikation mit autistischen Menschen weiter beeinträchtigen kann, ist ein zu hohes Sprechtempo des autistischen Sprechers. Einerseits kann dies, gerade wenn durch Satzabbrüche und assoziatives Springen begleitet, durchaus mit Störungen der Aufmerksamkeit zusammenhängen und sich unter einer Medikationsgabe verbessern. Ein gesteigertes Sprechtempo kann jedoch auch mit der fehlenden Beobachtung des Gesprächspartners und eingeschränkter Verständnissicherung zusammenhängen. In diesem Fall ist eine Bewusstmachung des Tempos und des Sprechstils und der Konsequenzen für die Verständlichkeit Ziel der gemeinsamen Arbeit.

PRAXISBEISPIEL

Sprechtempo (ROLLERT & KASTNER-KOLLER, 2007, S. 171)

„Nach jeder positiven Verstärkung war z. B. Jens sehr bemüht, langsamer zu sprechen, hatte anfangs allerdings Schwierigkeiten, bei dem langsamen Sprechtempo zu bleiben. In der Arbeit mit Jens waren zunächst nur kleine Erfolge sichtbar. So konnte der Jugendliche anfangs nur einen Satz in angemessenem Sprechtempo sprechen. Erst ab der 23. Therapiesitzung begann er, kontinuierlich langsamer zu sprechen. Da dieser Jugendliche zu Beginn der Arbeit mit ihm auch schwer zum Sprechen zu motivieren war, war es hier besonders wichtig, das Lob differenziert einzusetzen, also den Jugendlichen einerseits für alle Äußerungen zu loben, das angemessene Sprechtempo aber ebenfalls gezielt lobend zu bekräftigen. Wesentlich war es auch, dem Jugendlichen immer wieder zu vermitteln, dass die Betreuungsperson für ihn genug Zeit hat und er deshalb nicht so schnell sprechen muss."

CAPPS ET AL. (1998) betonen, dass konversationelle Kompetenzen in vielen Bereichen auf narrative Kompetenzen angewiesen sind. Sie erinnern daran, dass Kinder mit Autismus in eigenen vorangegangenen Studien Schwierigkeiten zeigten, Erlebtes in eine Erzählform zu verarbeiten. Sie schließen daraus, dass die Einbringung narrativer Elemente in Konversationen daher bei diesen Kindern ebenfalls erschwert sein müsse. Welche Rolle spielen eigene narrative Kompetenzen für die Aufrechterhaltung einer Konversation? Inwiefern können Kinder mit Autismus auf Narrationen anderer reagieren? Welche Grundfertigkeiten müssen gegeben sein, um Narration aufzubauen und in den Dialog zu führen, und wie kann man diese fördern? Die Autoren ziehen eine enge Verbindung zwischen konversationellen Kompetenzen und der „Theory of Mind" (siehe Kapitel 2.2.2 und Kapitel 6.3). Gerade die Bereiche der Einschätzung und Beobachtung des Interesses des Kommunikationspartners sowie die Einbeziehung und das Verstehen des sozialen Kontextes seien vermutlich eng mit dem Bewusstsein über die Perspektive des anderen verbunden. Die Autoren erinnern jedoch daran, dass viele autistische Kinder in ihrer Entwicklung vielfältige Symptome ähnlich den Kindern mit Sprachentwicklungsstörungen zeigen und fragen nach den Auswirkungen dieses Parameters. TAGER-FLUSBERG & ANDERSON (1991) zeigen jedoch, dass bei autistischen Kindern die Fortschritte in sprachlichen Fähigkeiten keine Fortschritte in konversationellen Kompetenzen bewirken. CAPPS ET AL. (1998) erkennen in ihrer Studie über Pausen-Unterhaltungen zwischen autistischen Kindern und gesunden Erwachsenen einige überraschende Stärken der Kinder in Konversationen. Sie belegen jedoch auch die bisherigen Hypothesen über Defizite in diesem Bereich. Die Kinder waren wie die Kinder der Vergleichsgruppe sofort bereit, sich auf eine Unterhaltung einzulassen. Die autistischen Kinder konnten jedoch oftmals nicht auf Kommentare und Fragen des Erwachsenen reagieren und konnten seltener relevante Kommentare machen, die den Dialog aufrechterhalten. Kinder mit Autismus brachten insgesamt weniger oder nur stark vereinfachte narrative Elemente in die Konversation ein. Eine Implikation dieser Ergebnisse ist es, in der Arbeit mit den Kindern narrative Elemente direkt zu bearbeiten, um sie für die Konversation bereitzustellen. HUDSON (1990) erkannte, dass Erlebnisse, die zuvor narrativ strukturiert worden sind, anschließend besser für den Gebrauch in einer Konversation abrufbar waren. Das gemeinsame Bearbeiten eigener Erlebnisse mittels Fotodokumentationen (bei älteren Kindern selbstständig angefertigt, bei jüngeren Kindern unter Mithilfe der Eltern) bietet eine Möglichkeit, narrative Elemente vorzubereiten. Die Wiederholung des Erarbeiteten unter Einbeziehung Dritter (Erzieher, Praktikanten, Lehrer, ...) kann dann den Schritt in die Narration im Dialog ebnen. Indem man diesen Personen gemeinsam kurze Sequenzen aus der Therapiestunde erzählt („Wir waren gerade beim Kopierer, und der war kaputt ...") können Kind und Therapeut gemeinsam als „Erzähl-Team" narrative Strukturierung und Reparaturverhalten erproben. Hierbei ist es natürlich förderlich, die davon betroffenen Kollegen vorher einzuweihen, sodass diese etwa durch gezieltes Nachfragen reagieren können. Das Fotografieren besonderer Erlebnisse birgt einen Vorteil: Die Kinder werden schon während des aktuellen Erlebens in ersten narrativen Strukturen denken, wenn sie sich bewusst sind, dass ihr Erlebnis in der Therapiestunde thematisiert werden wird. Der Abruf narrativer Elemente für den Dialog beinhaltet aber auch Überlegungen zum Frageverhalten des Gegenübers im Gespräch. Die Kinder in der Studie nach CAPPS ET AL. (1998) zeigten in ihrem Antwortverhalten größere Schwierigkeiten mit offenen als mit geschlossenen Fragen. Um eine bedeutungsvolle Konversation aufrechtzuerhalten, empfehlen die Autoren eine kombinierte Fragetechnik des Erwachsenen. Hier sind mögliche Frage-Sequenzen, welche die Partizipation autistischer Kinder in Konversationen fördern, noch zu entwerfen. Das einfache Verweilen auf geschlossenen Fragen könnte, so CAPPS ET AL. (1998), einen begrenzenden Effekt auf die Entwicklung komplexeren Antwortverhaltens bei autistischen Kindern haben. Diese Kinder könnten im Gegensatz zu ihren Altersgenossen trotz wachsender sprachlicher Mittel weiter auf einfache Fragen mit einfachen Antworten reagieren. Anstelle sozialer Verstärker, so die Autoren, könnten sie ein anderes Set an Motivatoren benötigen und müssten viele Faktoren vermutlich explizit trainieren. Die Frage nach dem Zusammenhang zwischen der Entwicklung der „Theory of Mind" und konversationellen Kompetenzen beantworten CAPPS ET AL. (1998) mit dem Hinweis darauf, dass in ihrer Studie Aufgaben zur „Theory of Mind" mit den Fähigkeiten zur Aufrechterhaltung eines Dialogs eng korrelierten. Jedoch sei auch eine umgekehrte Kausalität möglich: Durch häufigere und bedeutungsvollere Konversationen, in welche die Kinder eingebunden sind, könne sich durchaus eine differenziertere „Theory of Mind" entwickeln (siehe auch Kapitel 2.2.2). Insgesamt sollte in Therapie und Alltag der Kinder also ein Raum für die gezielte Förderung des Erzählens und des gemeinsamen Erlebens gegeben werden, in dem das Wissen und Erleben des anderen für das autistische Gegenüber sichtbar und explizit gemacht wird.

LOSH & CAPPS (2003) weisen darauf hin, dass narrative Kompetenzen nicht nur für den Einsatz im Dialog wichtig sind, sondern auch im Erzählen eigener Erlebnisse, Einstellungen und Emotionen einen Anteil an der Prägung des eigenen Selbstbildes haben. Außerdem sei es durch das Erzählen eigener Emotionen in einem kausalen Zusammenhang und unter Einbindung der Perspektiven weiterer Protagonisten der Erzählung möglich, eigene ambigue und aufwühlende Emotionen einzuordnen und zu verarbeiten. Narration erfordere die Kompetenz, nach allgemeiner Konvention in die Erzählung einzuführen, eventuell wichtigen Kontext oder Referenzen zu klären, das Verstehen des Gesprächspartners zu kontrollieren und dessen Aufmerksamkeit durch eine entsprechende Erzählform (z. B. Spannungsaufbau, Details) aufrechtzuerhalten. Nach LABOV & WALETZKY (1967) beschreiben Erzähler im Gespräch außerdem die Haltungen und Emotionen ihrer Protagonisten, geben Interpretationen und eigene Einstellung gegenüber Ereignissen und Personen preis und markieren, warum ihr Beitrag wichtig oder vielmehr „hörenswert" ist. In ihrer Studie mit 28 Kindern mit „High-Functioning"-Autismus ließen LOSH & CAPPS (2003) die Kinder eine Bilderbuch-Geschichte erzählen und entdeckten überraschende Parallelen zwischen autistischen Kindern und der Kontrollgruppe. Die Erzählungen autistischer und normal entwickelter Kinder waren ungefähr gleich lang und beinhalteten gleich viele persönliche Elemente. Die Inhalte dieser persönlichen Elemente unterschieden sich nur leicht und umfassten meist die Themen „Familie, Freunde, Haustiere". Der Unterschied bestand lediglich darin, dass normal entwickelte Kinder hinsichtlich ihrer Aktivitäten öfter Sport, autistische Kinder häufiger die Beschäftigung mit dem Computer nannten. Auch hatten Kinder mit Autismus kein Problem, das globale Thema des Bilderbuchs zu erläutern. In einer ähnlichen Studie (TAGER-FLUSBERG ET AL., 2005) zeigten Kinder mit Autismus sogar wie Kontrollkinder wörtliche Rede und Betonung bestimmter Elemente, welche die Aufmerksamkeit der Hörer bannen. Obwohl die Kinder mit Autismus bei LOSH & CAPPS (2003) keine Schwierigkeiten zeigten, die durch das Bilderbuch vorstrukturierte Geschichte zu erzählen, waren sie der Kontrollgruppe deutlich darin unterlegen, persönliche Erfahrungen in komplexer Form in den Dialog einzubinden und zeigten sich stark auf die Unterstützung ihres Gesprächspartners angewiesen. LOSH & CAPPS (2003) erklären, dass offensichtlich normal intelligente Kinder mit Autismus nicht die gleichen Schwierigkeiten im Geschichtenerzählen haben wie jene mit geminderten kognitiven Ressourcen. Die Verbindung zwischen „Theory of Mind" und Erzählfähigkeiten könne sich durchaus in verschiedenen Ausprägungen von Störungen aus dem Autismus-Spektrum-Bereich äußern. Wünschenswert seien hier weitere Forschungsergebnisse, die die Gründe für mögliche Leistungsunterschiede die Erzählform der reinen Narration oder der Narration im Dialog betreffend herausarbeiten. Erst hieraus, so LOSH & CAPPS (2003), würden sich konkrete Hinweise für mögliche Interventionen von therapeutischer Seite ergeben.

Zur Narration selbst berichtete TAGER-FLUSBERG (1995), dass Kinder mit Autismus beim Erzählen von Bilderbüchern kaum kausale Ausführungen zeigen. LOSH & CAPPS

(2003) vermuten hierzu, dass die Kinder eventuell nicht nur in der Narration, sondern auch in der Wahrnehmung bzw. Herstellung von Kausalitäten Schwierigkeiten haben könnten. In einer Weiterführung der Studie durch TAGER-FLUSBERG & SULLIVAN (1995) anhand weiterer Bilderbücher konnten die Kinder auf Fragen zu Kausalitäten korrekt antworten, zeigten jedoch Schwierigkeiten, den Charakteren emotionale Zustände und Gedanken zuzuschreiben sowie die Gründe zu erläutern, die dazu führten. Stattdessen benannten die Kinder eine einzelne Emotion, ohne Beweggründe und Gedanken weiter auszuführen und erklärten Handlungen oberflächlich (CAPPS ET AL., 2000). Die Narration komplexer sozialer Zusammenhänge erfolgt also offensichtlich auf der rein beobachtbaren Oberfläche. In einer Studie von BARON-COHEN ET AL. (1985) wurden normal entwickelte Kinder, Kinder mit Trisomie 21 und autistische Kinder gebeten, drei verschiedene Bildergeschichten in eine Reihenfolge zu bringen. Bei der ersten Bildergeschichte handelte es sich um eine Reihenfolge rein mechanischer Kausalität, bei der zweiten bildete beobachtbares Verhalten eine kausale Reihe, bei der dritten Geschichte ging es um eine psychologisch-intentionale Reihe. Im Gegensatz zu den beiden Kontrollgruppen konnten Kinder mit Autismus zwar die beiden ersten Reihen gleich gut ordnen, zeigten bei der letzten Reihe aber deutliche Schwierigkeiten. Hier war auch der Gebrauch von Wörtern, die auf mentale Haltungen oder Zustände verweisen („er denkt, dass ...", „sie weiß, dass ...") deutlich reduziert. Es wurde außerdem eine deutliche Korrelation zwischen Aufgaben zu „Theory of Mind", Beschreibungen der Gefühle und Gedanken von Protagonisten und grammatikalischer Komplexität festgestellt. Dies legt nahe, dass die Entwicklung der „Theory of Mind" kausal bestimmt, ob ein Kind den Personen in einer Erzählung Emotionen und Gedanken zuschreiben kann und ob es grammatikalisch komplexe Strukturen nutzen kann, um Inhalte in eine kohärente Erzählform zu bringen. Nach TRABASSO & SPERRY (1985) unterscheidet man in einer Narration zwischen kausalen Ketten und kausalen Verknüpfungen. Eine kausale Verknüpfung beziehe sich auf die direkte Kausalität zwischen zwei Ereignissen. Die Wichtigkeit eines Ereignisses für die Geschichte ergebe sich aus der Anzahl kausaler Verknüpfungen, die es beinhalte. Eine kausale Kette dagegen beziehe sich auf Ereignisse, welche die Quintessenz der Geschichte angeben. Es gehe hier um eine Kette von Ereignissen, die den roten Faden der Geschichte ausmachen. DIEHL ET AL. (2006) betonen, dass kausale Ketten und kausale Verknüpfungen zwar zueinander bezogen sind, es sei jedoch möglich, dass Ereignisse strukturell wichtig für eine Episode der Geschichte seien (der hohen Anzahl kausaler Verknüpfungen wegen), jedoch nicht für die Quintessenz der gesamten Narration.

Kausale Ketten und kausale Verknüpfungen (DIEHL ET AL., 2006, S. 91-92)

„Eine kausale Verknüpfung bezieht sich direkt auf kausale Beziehungen zwischen zwei Ereignissen der Erzählung, die mit einem ‚Notwendigkeits-Test' herausgefunden werden können. Ereignis A muss notwendig für Ereignis B sein, sodass, wäre Ereignis A nicht aufgetreten, Ereignis B nicht erfolgt wäre. In der Geschichte ‚Frosch, wo bist Du?' wirft ein Hirsch (A) Tom einen Abgrund hinunter und Tom (B) landet im Teich. Die beiden Ereignisse sind kausal verknüpft."

„Eine kausale Kette bezieht sich auf die Sequenz von Ereignissen, die zentral für die Grundaussage der Geschichte sind (z. B. ‚Doch der Frosch war weg.' oder ‚Tom suchte den Frosch überall.'). Details beziehen sich auf periphere Ereignisse, die nicht relevant für die kausale Kette der Geschichte sind (z. B. ‚Und der Hund leckte ihn ab' oder ‚Die zornigen Bienen jagten den Hund.')."

TRABASSO ET AL. (1984) wiesen nach, dass bei der Nacherzählung einer Geschichte Ereignisse besser gemerkt werden, die kausale Variablen darstellen. Außerdem könnten, so die Autoren, die kausalen Verknüpfungen von Inhalten die Basis für Antworten auf „Warum"-Fragen schaffen. DIEHL ET AL. (2006) nutzen diese Erkenntnisse, um zu untersuchen, inwiefern sich Kinder mit Autismus beim Nacherzählen auf reine Gedächtnisleistung oder aber das Erkennen der Kernaussage einer Geschichte verlassen. Sie erhofften sich außerdem Antworten darauf, ob die Kinder die Relevanz einzelner sprachlicher Passagen wahrnehmen und ob diese Wahrnehmung und das Bewusstsein der Kernaussage das Speichern der Geschichte unterstützen. In der Studie zeigten sich weder Auffälligkeiten der Länge einer Erzählung noch der syntaktischen Komplexität. Die Kinder zeigten keine Schwierigkeiten, die Quintessenz der Geschichte herauszufinden, wohl aber, dieses Wissen zur Nacherzählung zu nutzen. Die erbrachten Erzählungen wiesen weniger kausale Verknüpfungen auf. Die einzelnen Ereignisse wurden eher additiv nacheinander als in Zusammenhang miteinander erzählt. Während Kontrollkinder bei besserem Erkennen der Quintessenz auch eine verknüpftere Narration erbrachten, war dies bei autistischen Kindern nicht der Fall. Obwohl Kinder mit Autismus also die Kernaussage genauso gut wahrnehmen und im Gedächtnis halten wie Kontrollgruppen, setzen sie dieses Wissen nicht ein, um ihre Nacherzählung als kohärentes Ganzes zusammenzufügen. Dies könne, so DIEHL ET AL. (2006), aber auch ein Symptom dafür sein, dass die Kinder unter Umständen die tiefere Bedeutung einer Narration nicht verstehen, die sie bräuchten, um kausale Inferenzen zu machen und diese hörerbezogen anzubringen. Welche Bedeutung diese Befunde für das Leben autistischer Menschen in einem sozialen Kontext haben, beschreiben GOPNIK ET AL. (2000). Während nicht-autistische Menschen stets einen tieferen Sinn hinter Ereignissen in ihrer Umwelt vermuten, bewegen sich autistische Menschen, so die Autoren, meist eher in „flachen Gewässern" einer oberflächlichen Ebene von Vermutungen, Schlussfolgerungen und Voraussagen. Um einen sozialen Kontext mit seinen verschiedenen Tönen und Untertönen (Humor, Ironie, ...) zu verstehen, ist es jedoch erforderlich, sich in einem eigenen, tief vernetzten System an Interpretationen, Infe-

renzen, Beobachtungen und Abgleichen bewegen zu können. Große Teile dieses Netzes müssen laut DIEHL ET AL. (2006) voraussetzbar dem Nacherzähler bekannt sein. Wenn in der Geschichte ein kleiner Frosch einem Jungen entflohen ist und am Ende zu seiner Frosch-Familie zurückfindet, dann müsse dem Hörer ohne weitere Erläuterung klar sein, dass der Frosch sich zu einer Familie zugehörig fühlt und die Sehnsucht zu seinen Artgenossen der Grund für seine Flucht war.
Einige therapeutische Schwerpunkte für die Textproduktion können von diesen Studien schon jetzt abgeleitet werden: Es erscheint sinnvoll, mit den Kindern die Verwendung kausaler Elemente im Erzählen zu üben, um einerseits die Kohärenz der Textproduktion zu intensivieren, jedoch auch, um die Wahrnehmung für Kausalitäten im Alltag und im sozialen Kontext zu steigern. Es sei durchaus möglich, so LOSH & CAPPS (2003), dass die Arbeit an den Erzählkompetenzen auch die Fähigkeiten fördere, Emotionen einzuordnen und zu verarbeiten.

Diesen Erkenntnissen schließen sich DIEHL ET AL. (2006) an. Die Autoren kümmerten sich um die Aufklärung der Rolle narrativer Kohärenz in Nacherzählungen. Sie betrachten narrative Kohärenz als die globale Repräsentation der Bedeutung einer Geschichte und ihrer Verknüpfungen. Narrative Kohärenz bewege sich auf verschiedenen Ebenen: Die relevanten Elemente der Geschichte müssen identifiziert und gemerkt werden, sie müssen in der Nacherzählung so organisiert werden, dass sich auf globaler Ebene sinnvolle kausale Zusammenhänge ergeben. Autistische Menschen zeigen im Diskurs Schwierigkeiten, den Dialog im Kontext zu verstehen, neue Information in sinnvollem Zusammenhang zu bereits Gesagtem zu bringen sowie Themen und Unterthemen zu gliedern (LANDA, 2000). Außerdem zeigen Menschen mit Autismus Schwierigkeiten darin, abzuschätzen, welche Hintergrundinformationen ihrem Gesprächspartner mitgeteilt werden müssen (TAGER-FLUSBERG, 2001b).
DIEHL ET AL. (2006) empfehlen, narrative Kompetenzen als ersten Prädiktor für das spätere schriftsprachliche Textverständnis heranzuziehen sowie Kindern Hinweise auf Hintergrundwissen und informative Überschriften zu geben. Die vorliegenden Studien weisen insgesamt darauf hin, der Narration autistischer Kinder in Psychotherapie und Sprachtherapie ein besonderes Augenmerk zu schenken. Gerade bei autistischen Kindern mit sonst unauffälligem Sprachprofil auf formaler Ebene (Phonetik-Phonologie, Morpho-Syntax und Semantik-Lexikon) sollten aus sprachtherapeutischer Sicht die narrativen Fähigkeiten besonders genau unter die Lupe genommen werden. Hier können sich Gründe dafür verstecken, warum ein auf Ebene der Sprachkompetenz scheinbar fittes Kind im Alltag eine unzureichende Sprachperformanz entwickelt.

PRAXISBEISPIEL

Dialog und Narration – ein multifaktorielles Bündel

Wenn Arthur montags in die Sprachtherapie kam, konnte er auf Nachfragen nicht erzählen, was er am Wochenende gemacht oder erlebt hatte. Einmal kam er durch die Tür und platzte heraus: „Auf der Straße war ein toter Igel!" Näheres dazu konnte er nicht ausführen. Auf Nachfrage erklärte seine Mutter, dass dieses Erlebnis bereits Wochen zurücklag. Wenn Arthur erzählte, führte er Referenzen nicht ein, sprang assoziativ zwischen Themen, zeigte häufige Satzabbrüche, um verbalen neuen Impulsen zu folgen, sowie ein sehr schnelles Sprechtempo.

Mit Arthur wurde auf verschiedenen Bereichen gearbeitet:

Um Erlebnisse in narrative Strukturen zu fassen und für den Dialog bereitzustellen, fotografierte seine Mutter mit ihm an jedem Wochenende eine Aktivität (z. B. die Autopanne oder das Streichen des Zaunes). Die Bilder schickte sie der Therapeutin per E-Mail, sodass diese die Fotos mit Arthur in der Therapiestunde betrachten, ordnen, benennen oder beschriften konnte und er anhand der Bilder das Erlebte nacherzählen konnte. Begleitend wurde mit Arthur das Erzählen anhand von Bildergeschichten und Bilderbüchern geübt. Dabei lernte er, Selbstinstruktionen zu verwenden: „Ich spreche erst zu Ende und blättere dann." oder „Ich erkläre das Bild so lange, bis Frau S. nickt." Außerdem wurde Arthur immer wieder darauf hingewiesen, was sein Gegenüber wissen kann und was ihm erklärt werden muss. Er ging mehrmals mit der Therapeutin aus dem Raum, um kurze Arbeiten zu erledigen und musste nach Rückkehr der Praktikantin erzählen, was er gemacht hatte, wem man begegnet war und wer diese Personen waren. Da Arthur im Alltag eine deutliche Beeinträchtigung der Aufmerksamkeit zeigte und stark impulsiv agierte, wurde von ärztlicher Seite eine Medikation angesetzt. Unter dieser verbesserten sich sowohl sein Sprechtempo als auch die häufigen Satzabbrüche und assoziativen Sprünge um einen weiteren Schritt.

Das repetitive Fragenstellen kann bei Menschen mit Autismus dazu dienen, den Dialog aufrechtzuerhalten, wenn narrative Elemente fehlen. Wichtig hierbei ist, herauszufinden, ob der Frager die Antworten auf seine Fragen bereits kennt (Frage zurückstellen). Durch die Mitschrift einiger Unterhaltungen mit dem Patienten kann herausgefunden werden, welche Äußerungen der Patient benutzt, um das Gespräch in Gang zu halten. Sollte das Fragestellen eines der wenigen Mittel zu diesem Zwecke sein, die dem autistischen Menschen zur Verfügung stehen, wird der reine Abbau von stereotypen Fragen durch verhaltenstherapeutische Methoden allein dem Patienten keinen Gewinn bringen, sondern ihm vielmehr ein kommunikationserhaltendes Mittel entziehen. Es muss also parallel daran gearbeitet werden, das Fragen durch adäquate Mittel der Dialoggestaltung zu ersetzen.

Um geeignete Themen zur Initiierung eines Dialoges zu finden, können mit dem Patienten gemeinsam Themen überlegt werden, die aktuell sind. Dabei ist es sinnvoll, jeweils einen Kasten für Themen anzulegen, die gerade in keinem Zusammenhang zum gemeinsamen Erleben in der Gruppe stehen, und Themen, die alle etwas angehen. So kann zum Beispiel der Klinik-Umzug oder der gemeinsame nachmittägliche Ausflug ein Thema darstellen, über das der Betroffene mit anderen ins Gespräch kommen kann, während der kaputte Staubsauger zu Hause in den Kasten irrelevanter Themen sortiert wird. Danach können mögliche Gesprächseröffnungen und Dialoge über die relevanten Themen geübt werden. Um das Erlernte in den Alltag zu transferieren, sollte mit dem Betreuungspersonal (im stationären Setting, Schule oder Kita) und mit der Familie jeweils besprochen werden, mit welchen Themen sich das dialogische Üben befasst hat. Auch kann der Patient gebeten werden, Personen gleich nach der Therapie gezielt auf die besprochenen Themen anzusprechen.

Zusammenfassung: Erzählen und Dialog

- enge Zusammenarbeit von Psychologie und Sprachtherapie
- bei autistischen Kindern ziehen sprachliche Fortschritte nicht zwingend Fortschritte in Kompetenzen der Konversation nach sich (TAGER-FUSBERG & ANDERSON, 1991)
- kein Praktizieren einer auf rein linguistischer Ebene arbeitenden Therapie noch reines Arbeiten am Erkennen und Mitempfinden von Gefühlen anderer, ohne diese Kompetenzen in den Rahmen der Dialogführung zu übertragen
- Übungen zu hörerbezogenem Erzählen, Hörerverhalten und Reparaturverhalten
- Konversation ist auf Narration angewiesen → Erster Schritt ist die Strukturierung des Erlebten in narrative Formen zur Bereitstellung für den Dialog
- Foto-Geschichten des eigenen Alltags, Einbeziehung Dritter in Erzählungen kurzer Sequenzen aus Therapiestunde
- Üben von Verwendung kausaler Elemente im Erzählen
- seitens des Gesprächspartners kombinierte Fragetechnik zwischen offenen und geschlossenen Fragen empfohlen (CAPPS ET AL., 1998)
- Insgesamt sollte in Therapie und Alltag der Kinder ein Raum für die gezielte Förderung des Erzählens und des gemeinsamen Erlebens gegeben werden, in dem das Wissen und Erleben des anderen für das autistische Gegenüber sichtbar und explizit gemacht wird.
- Der reine Abbau von stereotypen Fragen durch verhaltenstherapeutische Methoden allein wird dem Patienten keinen Gewinn bringen, sondern ihm vielmehr ein kommunikationserhaltendes Mittel entziehen. Es muss also parallel daran gearbeitet werden, das Fragen durch adäquate Mittel der Dialog-Gestaltung zu ersetzen.

6.5 Metaphorik, Ironie und Witz

Momente, in denen zusammen gelacht wird, gehören zu den Situationen, in denen am deutlichsten wird, ob sich ein Gruppenmitglied der Gruppe zugehörig oder fremd fühlt. Späße verstehen und mitlachen zu können, sind wichtige Grundelemente unserer Partizipation an der Gemeinschaft. Neben offensichtlichem, situativem Spaß kann Humor im Alltag enorm vielschichtig und perspektivabhängig sein und über verschiedenste sprachliche Mittel transportiert werden.

LYONS & FITZGERALD (2004) betonen, dass Humor für die soziale Entwicklung von Kindern eine zentrale Rolle spiele: Er rege zum Spielerischen, zum Verständnis der Einstellungen, Erwartungen und Intentionen an und werde als Vorläufer der geteilten Aufmerksamkeit betrachtet.

Ironie wird landläufig als eine von autistischen Menschen nicht verstandene Spielart des Humors betrachtet. Ironie entsteht durch symbolische und nicht wörtliche Bedeutungen sprachlicher Äußerungen, durch die Betonung einer Diskrepanz zwischen Wahrheit und Aussage (GIBBS, 1994). Ironie bedient verschiedene soziale Funktionen: Sie wird insbesondere genutzt, um eine Einstellung oder eine Botschaft indirekt zu vermitteln und dabei lustig zu wirken. Die erfolgreiche Sendung einer ironischen Botschaft setzt das Verstehen von Ironie durch einen Kommunikationspartner voraus. Dieses Verstehen erfordert komplexe Rückschlüsse auf die Einstellungen und Gedanken des Senders und die Beobachtung parallel gegebener Hinweisreize (PEXMAN ET AL., 2011). Ironische Aussagen zu verstehen, wird in der Wissenschaft als autismusspezifisches Problem beschrieben (HAPPE, 1993; LOSH & CAPPS, 2006). Zwar bestätigt eine Vielzahl an Studien ein generelles Defizit im Ironieverstehen (ADACHI ET AL., 2004; KALAND ET AL., 2002; MACKAY & SHAW, 2004; MARTIN & MCDONALD, 2004) – eine differenziertere Betrachtung legen allerdings PEXMAN ET AL. (2011) vor. Sie weisen darauf hin, dass in den betreffenden Studien ein expressives Sprachdefizit der Kinder deren Kompetenzen beeinträchtigt haben könnte, dem Untersucher die ironischen Sachverhalte zu erklären.
WANG ET AL. (2006) zeigten in einer Studie, die diese mögliche expressive Schwäche ausschloss, dass Kinder mit Autismus fast genauso schnell und nur etwas weniger korrekt als Kontrollgruppen über die Ironie einer Bemerkung entscheiden konnten. Die autistischen Kinder hatten im MRT während dieses Entscheidungsprozesses jedoch andere neuronale Aktivitäten als Kontrollprobanden. WANG ET AL. (2006) legen nahe, dass auch Kinder mit Autismus ein generelles Ironieverständnis haben, jedoch hierzu andere Verstehensstrategien heranziehen.
PEXMAN ET AL. (2011) widmen sich der Frage des Ironieverstehens in einer Studie, in der Kinder bei Puppenspielen über ironische Bemerkungen entscheiden sollen. Verschiedene Spielarten der Ironie waren hier ironisch-kritische und direkt-kritische Kom-

mentare sowie ironische und echte Komplimente der Figuren zu deren Erfolgen oder Missgeschicken. Die Entscheidung der Kinder über die Situationen wurde nonverbal ausgeführt. Obwohl die Eltern der Kinder im vorangegangenen Interview Einschränkungen in der pragmatischen Interpretation von Aussagen angegeben hatten, zeigten die Kinder Grundkompetenzen in der Ironie-Erkennung. Sie erkannten, dass die Einstellung der Sprecher, die auf ironische Art und Weise Kritik äußerten (z. B. ironisches Lob „Na, das hast Du ja toll gemacht!"), nicht ihrer wörtlichen Aussage entsprach und die Spielfigur kritisierte.
Trotzdem erkannten Kinder mit Autismus nicht annähernd so viel durch Ironie transportierten Humor wie die Kinder der Kontrollgruppe. Kinder mit Autismus zeigten ein anderes Verständnis sozialer Funktionen ironisch transportierter Kritik: Sie verstanden nicht, dass ironisch transportierte Kritik gleichzeitig kritisch als auch lustig gemeint sein sollte. Kinder mit Autismus verstehen also zwar die Grundbotschaft einer ironischen Aussage, jedoch nicht die soziale Randfunktion des Humors hinter der Art der Bemerkung. PEXMAN ET AL. (2011) weisen darauf hin, dass ihre Ergebnisse noch keine Aussage darüber beinhalten, wie die vorliegenden Defizite begründet werden können. Sie schlagen jedoch vor, in der Therapie der kommunikativen Pragmatik ein besonderes Augenmerk auf die sozialen Funktionen ironischer Sprache zu legen. WANG ET AL. (2006) halten sogar die Annäherung an eine Normalisierung neuronaler Verarbeitung von Ironie für möglich, wenn in der Therapie pragmatischer Kompetenzen die Aufmerksamkeitslenkung auf soziale Hinweisreize bearbeitet wird.
BARON-COHEN (1997) untersuchte, inwiefern Kinder mit Autismus die Intention hinter einer Falschaussage eines Sprechers verstehen können. Nachdem der Untersucher ohne Mimik und andere Hinweisreize Gegenstände absichtlich falsch benannt hatte, wurden die Probanden gefragt, warum er dies getan habe. Sowohl normal entwickelte Zweijährige als auch gleichaltrige Kinder mit Intelligenzminderungen konnten die Intention des Sprechers erklären. Sie konnten also sowohl auf die Proposition als auch auf die Perspektive des Sprechers auf die Proposition verweisen („Weil du dich dumm stellst!", „Weil du lustig bist!"). Kinder mit Autismus begründeten meist die Proposition ohne höhere Abstraktion auf die Intention („Weil du's falsch gesagt hast!"). Die normal entwickelten Kinder können soziale Hinweisreize wie Mimik und Intonation nicht genutzt haben, um Schlüsse auf die Intention zu ziehen, weil dies durch das Studiensetting ausgeschlossen wurde. Auch zeigte sich die Fähigkeit als relativ intelligenzunabhängig. Der Autor schließt aus, dass dem Defizit der autistischen Probanden ein sprachliches Defizit zugrunde liegt. TAGER-FLUSBERG & ST. JAMES (1994) untersuchten die frühe Entwicklung von Ausdruck und Verstehen von Humor bei Kindern mit Autismus und Trisomie 21. Zur normalen Entwicklung von Humor ziehen die Autoren die Entwicklungsstufen nach MCGHEE (1979) heran. Danach entsteht Humor aufgrund der Wahrnehmung einer Inkongruenz. In den ersten beiden Stufen nach MCGHEE (1979) resultiert Humor aus einem inkongruenten Verhalten am Objekt oder inkongruenten Benennungen. Diese Art von Humor werde von Kindern zwischen

18 Monaten und drei Jahren beherrscht. Nach REDDY (1991) verstehen sogar schon jüngere Kinder Humor, der auf Verletzung von Regeln und Erwartungen beruht. Im Alter von vier Jahren differenziere sich Humor dann auf konzeptuelle Inkongruenz, Wortspiele, erste Witze und Rätsel aus. Im Alter von sechs oder sieben Jahren beherrsche das Kind dann selbst das Erzählen von Witzen, welche die Wahrnehmung von Ambiguität und Doppelbedeutungen einbeziehen. Nach BARIAND (1989) ist jedoch von Humor erst dann die Rede, wenn er sich in einen sozialen Kontext einfügt. TAGER-FLUSBERG & ST. JAMES (1994) beobachteten also Kinder mit Autismus sowie Kinder mit Trisomie 21 zwischen etwa drei und sieben Jahren im natürlichen Setting mit ihren Bezugspersonen zu Hause. Die entstandenen Aufnahmen wurden nach drei Grundkategorien ausgewertet: kognitive (z. B. Kitzelspiele oder nonverbale Inkongruenz), soziale (wer initiiert Humor? wie wird reagiert?) und intentionale Aspekte (nicht-intentional, intentional und verstandene Intentionalität) von Humor.

PRAXISBEISPIEL

Praxisbeispiel: Humor bei Kindern mit Autismus und Kindern mit Trisomie 21 (TAGER-FLUSBERG & ST. JAMES, 1994, S. 608)

Einfache Kategorie Kitzelspiele:

Beispiel Autismus:	*Die Mutter zeigt Stuart, wie er sie um „noch mal kitzeln" bitten kann. Er tut dies. Sie kitzelt Stuart mit einer Affen-Handpuppe, er lacht laut.*
Beispiel Trisomie 21:	*Martin steht vor seiner Mutter. Sie kitzelt ihn. Er lacht und schreit.*

Komplexe Kategorie verbaler Inkongruenz:

Beispiel Autismus:	*Mark und seine Mutter schauen sich Bilder an. Mutter: „Mach mal einen Satz mit dem Wort ‚Augen' drin!" Mark antwortet: „Die Augen gehen auf Füßen!" Er lacht, schaut zu seiner Mutter, und beide lachen.*
Beispiel Trisomie 21:	*Die Mutter fragt Jerry: „Kannst Du mir den Namen von Deinem Bruder sagen?" Jerry antwortet: „Kuchengesicht!" Jerry lächelt und schaut seine Mutter an. Beide lachen.*

TAGER-FLUSBERG & ST. JAMES (1994) fanden heraus, dass Kinder mit Autismus sehr viel weniger lustige Episoden produzierten als Kinder mit Trisomie 21. Die quantitativen Unterschiede zwischen den Gruppen wurden deutlicher, je älter die Kinder waren. Die Diskrepanz wuchs also dort, wo Humor höhere Stufen von Intentionalität voraussetzte. Die Schwierigkeiten älterer Kinder, bei Witzen und Späßen in der Gruppe mitzuhalten, können also, so TAGER-FLUSBERG & ST. JAMES (1994), an der mangelnden Einschätzung der mentalen Zustände anderer liegen. Die Autoren betonen, dass auch

für die autistischen Kinder humorige Episoden Momente waren, die sie im sozialen Sinn mit ihrem Gegenüber teilten. Sie reagierten auf die Initiativen der Bezugspersonen und erwarteten eine Reaktion auf die eigene Produktion von Humor. Sie schienen gemeinsames Lachen über die verschiedenen Episoden sehr zu genießen. Außerdem stellte sich heraus, dass Kinder mit Autismus, die die Erwartungen ihres Gegenübers erkennen, diese gemäß den Regeln geteilten Humors verletzen, um gemeinsames Lachen herzustellen. Kinder mit Autismus zeigen also keine geminderte Bereitschaft, gemeinsames Lachen zu genießen, wie LYONS & FITZGERALD (2004) postulieren. Sie streben diese nach TAGER-FLUSBERG & ST. JAMES (1994) sogar an, beherrschen nur nicht die komplexe Klaviatur des Humors ihrer Altersgenossen.
LYONS & FITZGERALD (2004) weisen darauf hin, dass letztlich viele Grundkompetenzen das Verstehen und Produzieren von Humor bei Menschen mit Autismus beeinflussen können: sprachliche und pragmatische Defizite, „Gedankenlesen", exekutive Funktionen, episodisches Gedächtnis, Selbstwahrnehmung, zentrale Kohärenz und Affektivität.

BARON-COHEN (1997) schließt das Thema damit ab, dass Kinder mit Autismus Aussagen zwar als Referenzen behandeln und verifizieren können, jedoch kaum Aufmerksamkeit auf innere Einstellungen des Sprechers, wie z. B. die Intention, einen Witz zu machen, verwenden. Er empfiehlt, bei der Therapie autistischer Kinder ein erhöhtes Augenmerk auf kommunikative Intentionen statt auf formale Sprache zu richten. Die Förderung von Spiel und Witz könne mitunter wichtiger sein als die von Semantik und Syntax.

Das Verständnis von Metaphorik, einer weiteren Spielart der nicht wörtlichen Bedeutung, ist nach RUNDBLAD & ANNAZ (2010) eine bei autistischen Kindern generell eingeschränkte Kompetenz, ähnlich wie Metonymie (Ersetzung eines Wortes durch einen nah assoziierten Begriff). NORBURY (2005) zeigt, dass das Verstehen von Metaphern bei Kindern mit Autismus nicht primär mit der „Theory of Mind" korreliert. Allein Kinder mit Sprachauffälligkeiten (sowohl mit als auch ohne Autismus) zeigten Schwierigkeiten im Verstehen von Metaphorik. Als möglich zusammenhängende Variable deutete die Autorin eine semantische Komponente an. COLSTON & GIBBS (2002) weisen darauf hin, dass dem Verstehen von Ironie und Metaphorik verschiedene Verstehensprozesse unterliegen. Dabei sei Ironie schwerer zu verstehen, da hier zusätzlich Meta-Repräsentationen über die Intentionen und Einstellungen des Sprechers eine besondere Rolle spielen. Für das Verstehen von Metaphern werden in der Autismus-Therapie vielfach explizite Erklärungen der Bedeutungen, teilweise mit Referenzbildern gegeben. Hinweise darauf, ob sich diese Herangehensweise tatsächlich auch effektiv auf das Verstehen nicht gelernter Metaphern im Alltag auswirkt, sind bisher nicht veröffentlicht.

Zusammenfassung: Metaphorik, Ironie und Witz

- Kinder mit Autismus haben ein generelles Ironie-Verständnis, nutzen jedoch andere Verstehensstrategien (WANG ET AL., 2006).
- Kinder mit Autismus verstehen zwar die Grundbotschaft einer ironischen Aussage, jedoch nicht die soziale Randfunktion des Humors hinter der Art der Bemerkung (PEXMAN ET AL., 2011).
- Kinder mit Autismus zeigen keine geminderte Bereitschaft, gemeinsames Lachen zu genießen, sprachliche und kognitive Grundkompetenzen beeinflussen aber das Verstehen und Produzieren von Humor (LYONS & FITZGERALD, 2004).
- Dem Verstehen von Ironie und Metaphorik liegen verschiedene Prozesse zugrunde (COLSTON & GIBBS, 2002).
- Bei der Therapie autistischer Kinder sollte ein erhöhtes Augenmerk auf kommunikative Intentionen anstatt auf formale Sprache gerichtet werden (BARON-COHEN, 1997).

6.6 Kommunikative Etikette

Die Einhaltung der Regeln kommunikativer Etikette, also der Höflichkeitsregeln, die in der Kommunikation mit einem oder mehreren Partnern gewahrt werden müssen, ist eine Schnittstelle zwischen Sprachtherapie und Psychotherapie. Ein Großteil dieses Bereiches wird im Sozialkompetenztraining von Sozialpädagogen und Psychologen übernommen. Da die Wahrung der Höflichkeitsformen sich jedoch auch sprachlich manifestiert und hier zum Erhalt der Partizipation an der Gemeinschaft und Gesellschaft beiträgt, sei kurz auf einige „Ecksteine" verbal-kommunikativer Etikette eingegangen.

Die Regeln der korrekten Anrede „du" und „Sie" müssen vielen autistischen Kindern und Jugendlichen explizit erklärt werden. Dabei ist es am einfachsten, zu erklären, dass Kinder und Jugendliche mit „du" angeredet werden und Erwachsene mit „Sie", so lange, bis diese sagen, dass man „du" sagen darf. Hierzu kann es nötig sein, anhand von Sortier-Aufgaben Kinder und besonders Jugendliche von Erwachsenen zu unterscheiden. Um grobe Verstöße gegen Höflichkeitsregeln zu vermeiden, kann die Anmerkung hilfreich sein, dass man sich im Zweifel oder wenn man sich nicht erinnert, ob das „du" schon angeboten wurde, immer besser entscheidet, „Sie" zu sagen. Dies bezieht sich auch auf die Begrüßung und Verabschiedung. In allen Kontexten, in denen sich der autistische Mensch bewegt (häusliches Umfeld, Therapie, Einrichtungen, Kliniken), sollte ein besonderes Augenmerk darauf gerichtet werden, sich mit Wort und Hand zu begrüßen und zu verabschieden. Zusammen mit dem autistischen Menschen können Personen herausgestellt werden, bei denen eine andere Begrüßung (z. B. Umarmen der Mutter, Großmutter, ...) angemessen ist.
Gemeinsam kann anhand von Videosequenzen überlegt werden, welches Verhalten als höflich oder unhöflich einzustufen ist und welche Merkmale zu diesem Urteil führ-

ten. Derzeit sind in der Wissenschaft kaum Inhalte zum Bereich der kommunikativen Etikette aus der sprachtheoretischen Perspektive auffindbar. Die Abwägung, ob einzelne Schwierigkeiten (Ansprache, Grüßen, ...) eher zum Bereich des Sozialkompetenztrainings oder der Sprachtherapie zählen, muss daher individuellen Absprachen zwischen den verschiedenen Fachtherapeuten überlassen bleiben. Auch die Übernahme der im Sozialkompetenztraining erlernten Elemente in die Routinen des sprachtherapeutischen Settings sollte abgestimmt werden.

6.7 Schriftsprache

Im folgenden Kapitel werden (aufbauend auf Kapitel 2.5) tiefere Einblicke in die direkt praxisrelevanten Erkenntnisse zur Schriftsprachentwicklung von Kindern mit Autismus gegeben und wie sie für die Förderung genutzt werden können.

In einer Studie von SMITH MYLES ET AL. (2002) über 16 Kinder mit Asperger-Autismus zeigten die Probanden besonders in den Bereichen des stillen und selbstständigen Lesens signifikante Defizite. Die Autoren vermuten, dass die besseren Verstehensleistungen beim lauten Lesen durch zusätzlichen auditiven Input ermöglicht werden oder dass beim lauten Lesen eine bessere Aufrechterhaltung des Fokus erlangt wird. Da es im Schulunterricht nach der Grundschule üblich ist, Texte leise zu lesen, sollte hier für Autisten gegebenenfalls ein Nachteilsausgleich möglich sein, sodass wichtige Passagen laut in der Klasse gelesen werden. Weitere Implikationen zum Leseunterricht autistischer Kinder an Schulen geben WILLIAMS ET AL. (2002), die sich die Frage stellten, ob Kinder mit Autismus besser nach konventionellen Schulbuchmethoden oder aber am Computer lesen lernen. Die Arbeit am Computer, so die Autoren, habe nicht nur den Vorteil, dass hier Parameter wie Lautstärke oder Helligkeit selbst eingestellt werden könnten – sie vermindere auch sozialen Stress, da der Computer als konsistent und vorhersagbar wahrgenommen werde. Die Arbeit am Computer ermögliche dem Kind, die Lernschritte aktiv zu kontrollieren, statt passiver Empfänger sein zu müssen. Zuletzt könne die Arbeit

PRAXISBEISPIEL

Lesen lernen am Computer (WILLIAMS ET AL., 2002, S. 84)

„K. rief ‚Kein Buch', als sie in ihrem Buch lesen sollte. Sie musste überredet werden, in ihr Buch oder auf ihre Karten zu schauen und tat dies dann jeweils nur sehr kurz. Als sie an den Computer durfte, rief sie ‚K. ist dran!' Normalerweise musste sie nach den 15 Minuten Computerarbeit wieder vom Computer weggelockt werden. Sie schien während dieser Arbeit sehr fokussiert und konzentriert und lernte schnell, das Programm eigenständig zu bedienen. Sie sprach sehr wenig, außer, wenn sie Hilfe brauchte. Sie konnte nach dem Unterricht am Buch keine Wörter lesen, las jedoch nach der Computerarbeit einige Testwörter."

am Computer den Kindern möglicherweise eine fokussierte Arbeit erleichtern und eine besondere Motivation herstellen. Zwar konnten die Autoren in der Kürze der Studie keine signifikanten Unterschiede hinsichtlich des Lernerfolges nachweisen, jedoch ergaben sich einige Nebenergebnisse, die durchaus Implikationen für den Alltag beinhalten. Sowohl der Computerraum als auch der Raum, in dem der konventionelle Unterricht stattfand, bot eine Vielzahl an Ablenkern – dennoch schienen sich die Kinder im Computerraum besser und länger konzentrieren zu können. Die Kinder zeigten außerdem gegenüber der Computerarbeit sehr viel seltener Widerstände als gegenüber der Arbeit mit dem Buch.

RUSSO ET AL. (1978) betonten jedoch schon früh, dass Kinder nur im begleiteten Lernen am Computer Fortschritte zeigten. Aufgrund der Computersystem-Entwicklungen seit dieser Zeit bedürfen die Ergebnisse dieser Studie sicher einer Aktualisierung. Die Generalisierung, dass autistische Kinder nicht vor dem Computer „abgestellt" werden sollten, dürfte trotzdem erhalten bleiben. Auch erinnern WILLIAMS ET AL. (2002) daran, dass das verwendete Programm sorgfältig entsprechend der Bedürfnisse des Kindes ausgewählt werden muss. BIRKAN ET AL. (2007) stellen in einer Fallstudie eine auf dem Computer anwendbare Leselernmethode vor, bei der Fotografien des Bezeichneten den Hintergrund für die geschriebenen Wörter bilden. Diese werden dem sechsjährigen autistischen Probanden während des Lernprozesses unter kontinuierlichem, schrittweisem Ausblenden der Fotografie präsentiert. Schließlich war das Kind in der Lage, diese Wörter auch in anderen Kontexten und nachhaltig zu lesen. Sowohl HEIMANN ET AL. (1995) als auch TJUS ET AL. (1998) konnten deutliche Fortschritte mittels eines Programms nachweisen, welches das fehlerfreie Lernen ermöglichte. Es beinhaltete zehn Lernstufen, in denen die Kinder Sätze mit sich steigernder Komplexität bilden konnten, indem sie auf Wörter klickten. War ein Satz hergestellt, wurde ein passendes Bild gezeigt und der Satz nach dem Klick auf diesen vom Computer vorgelesen. WHALON ET AL. (2009) weisen aufgrund eines Studien-Reviews darauf hin, dass Kinder mit Autismus zur Stärkung ihrer Ressourcen im einzelheitlichen Lesen sowie zur Förderung des Leseverständnisses stets in Kombination einzelheitlicher und ganzheitlicher Methoden unterrichtet werden sollten. Dabei sollte auf die Förderung des Leseverständnisses ein besonderes Augenmerk gelegt werden. Eine besonders vielversprechende Aktivität, die das Sprach- und Leseverständnis fördere, sei hier das Lesen von Bilderbüchern. Das Generieren von Fragen während des Lesens stellt nach WHALON ET AL. (2009) eine wirksame konkrete Unterstützung während des Leseprozesses dar. Das Kind wird mit einem visuellen Schlüsselreiz und einem dazugehörigen Frageskript dazu angehalten, sein Leseverstehen mit eigenen Fragen zum Text abzusichern. CONNOR & KLEIN (2004) verglichen verschiedene Strategien zur Unterstützung des Leseverständnisses, indem sie zwanzig erwachsene Studenten mit Autismus einen Text lesen ließen und ihnen drei verschiedene Verstehenshilfen zur Hand gaben. Diese sollten den Probanden das Verstehen von Sätzen und größeren Texteinheiten erleichtern sowie die Integration von Informationen aus vorangegangenen Textteilen und des eigenen Wissens erleichtern. Eine der drei Methoden war die Beantwortung dem Text vorangestellter Fragen. Diese sollten als eine Art „Priming" wirken, eigenes Wissen zum Thema vorzuaktivieren, damit es leichter zur Integration in den Lese- und Verstehensprozess abrufbar sei. Die zweite Methode bezog sich auf anaphorische Hinweise. Ausgehend von der Hypothese, dass autistische Leser Pronomen nicht unbedingt auf deren Referenz im Text beziehen (siehe Kapitel 2.5), wurden beim Auftauchen von Personalpronomen, die sich auf vorangegangene Textteile bezogen, drei mögliche Referenzen zur Wahl gegeben. Dieser Methode wurden verschiedene Wirkungen unterstellt: Der Leser pausiert durch die Aufgabe und wird zur Selbstkontrolle des eigenen Textverstehens angehalten. Außerdem müsste der Leser im Zuge dieser Aufgabe in den vorangegangenen Text schauen und die Referenz überprüfen. Das nochmalige Lesen vorangegangener Passagen hat sich bereits in Studien mit nichtautistischen Lesern als besonderer Faktor zur Verbesserung des Leseverständnisses erwiesen (BOSSERT & SCHWANTES, 1996). In der dritten Methode mussten Lückensätze vervollständigt werden. Auch hier muss der Leser im Text zurückschauen und Teile zum zweiten Mal lesen. Diese dritte Methode sollte dem Leser Selbstkontrolle, Rückschau im Text und Konsolidierung oder Reparatur seines Textverstehens ermöglichen. Eine Kontrollgruppe autistischer Studenten bekam beim Lesen keine dieser Hilfen. Es stellte sich heraus, dass allein die Methode der anaphorischen Hinweise wirksam war. Ein Problem der Methode der vorangestellten Fragen könnte, so die Autoren, die mögliche Aktivierung falschen oder irrelevanten Wissens beim Leser sein. Da Menschen mit Autismus oft sehr eigene Interessen und Überzeugungen hegen und Schwierigkeiten im Überprüfen und Korrigieren eines Ersteindrucks zeigen, könnten diese sich sogar störend auf den Verstehensprozess ausgewirkt haben. Die Autoren überlegen hier, ob eine vorangestellte Zusammenfassung des Textes die autistischen Leser eher als die benutzten Fragen auf den Text einstellen und davor behüten könnte, auf die falsche Fährte zu gelangen. SADOSKI & PAIVIO (2001) schlagen hier sogar eher eine visuelle als textliche Übersicht vor. Die Selbstkontrolle während des Lesens stellte für die autistischen Leser eine besondere Schwierigkeit dar. Nur wenige von ihnen pausierten spontan, um eines korrekten Verstehens sicher zu sein. Besser dagegen gelang es einigen, bei einer Frage (Satzergänzung oder anaphorische Hinweis-Fragen) die Antwort im Text zu finden. Bezüglich der Reparatur vorangegangenen falschen Verstehens zeigte die Methode der anaphorischen Hinweise ihre deutliche Überlegenheit: Sie trug zu einem nachträglichen Textverstehen bei, das durch das Bestimmen der pronominalen Referenzen ermöglicht wurde. Die Satzergänzungsaufgaben konnten keine nachträglichen Verstehensprozesse in Gang setzen.

CONNOR & KLEIN (2004) fassen die Implikationen ihrer Studie in sehr konkrete Hilfen zusammen: Lehrer, Eltern und Therapeuten können autistische Menschen beim Textverstehen unterstützen, indem sie sie stets nach den Referenzen der gelesenen Personalpronomen schauen lassen. Dies könnte von einem Computerprogramm unterstützt

werden, in dem der Leser auf die vorangegangene Referenz eines Personalpronomens klicken muss, um weiterlesen zu dürfen. Je häufiger der Leser korrekt klickt, desto mehr könne der Computer diese Hilfe ausschleichen. Das Überprüfen der Personalpronomen müsse auf Dauer zu einer automatisierten, unabhängigen Strategie des autistischen Lesers werden, indem er sie in verschiedensten Lernsettings anwendet. Die Autoren regen an, die Frage, wie Menschen mit Autismus eine Verselbstständigung der Strategie anaphorischer Hinweise erreichen können, in zukünftigen Studien zu klären. LUDLOW ET AL. (2006) sprechen sich für das Lesen durch selbst gewählte Farbfolien aus, das bei 79 Prozent der autistischen Kinder eine Verbesserung der Lesegeschwindigkeit bewirkte, während nicht-autistische Kinder hiervon kaum profitierten. Die Autoren schließen sich hier Präferenzen autistischer Kinder an, die diese an Licht und Farben stellen. Daher sei es besonders wichtig, dass die Kinder die Farbe der Folie selbst auswählen. Die Kinder selbst gaben an, dass die Folie den Text für sie klarer erkennbar mache. Kein Proband gab an, mit dem Rohtext (schwarz auf weiß) am besten zurechtzukommen. LUDLOW ET AL. (2006) betonen, dass die Kinder keine peripheren Sehstörungen hatten, sondern dass die Präferenz der Farben auf zentralen Prozessen beruhte. Sie ziehen zur Erklärung des Effekts WILKINS (2003) These einer durch die Folien verminderten kortikalen Erregung heran. Dieser geht davon aus, dass visuelle Verzerrungen durch eine Aktivierungsstreuung im Cortex entstehen, welche die Zellen zu einem „inadäquaten Losfeuern" stimulieren. Farbfilter würden die Verteilung dieser Erregung im Cortex verändern, selbst gewählte Farbfolien täten dies sogar selektiv. So werde die Erregung hypererregbarer kortikaler Regionen reduziert. Um diese Theorie zu stützen, ziehen LUDLOW ET AL. (2006) Ergebnisse aus der Epilepsie- und Migräneforschung heran, bei der ähnliche Effekte erzielt werden konnten. Die Autoren geben keine Information darüber, ob auf diese Weise neben der Lesegeschwindigkeit auch das Leseverstehen positiv beeinflusst werden kann.
Nach der bereits in Kapitel 2.5 erwähnten Studie von GOLDSTEIN ET AL. (1994) zeigten lediglich ältere Kinder, bei denen die Lesetexte bereits Interpretationen des Textes voraussetzten, Schwierigkeiten im Verstehen. Im Schulunterricht sollten Texte für diese Kinder und Jugendlichen also stets möglichst klare und explizite Fakten vermitteln, wenn sie der Anreicherung von Wissen dienen sollen.

Die Ergebnisse von FUENTES ET AL. (2009) hinsichtlich besonderer Defizite der Grafomotorik können einerseits deren Implikation eines speziellen Trainings des Graphemschreibens sowie der feinmotorischen Fertigkeiten tragen, sprechen aber durchaus auch für eine frühe Implementierung von Computern. Durch die Arbeit an Computern kann die von den Kindern im praktischen Alltag oft erlebte Frustration einer „schlechten" Handschrift gemildert werden. Außerdem können so Ressourcen, die sonst für die Konzentration auf feinmotorische Ansprüche gebraucht würden, zugunsten der Konzentration auf Laut-zu-Graphem-Zuordnung und Rechtschreibung genutzt werden. BATCHELDER ET AL. (2009) stellen einen vierzehnjährigen Probanden vor, der weder seinen Namen noch die einzelnen Grapheme des Namens von Hand schreiben konnte. Dem Probanden wurden täglich gepunktete Grapheme vorgelegt, die er durch Verbindung der Punkte vervollständigen sollte. Zur Verstärkung bekam er für jedes fertige Graphem Schokolade. Als zusätzliche Hilfe diente die anfängliche Führung der Hand des Probanden. Der Proband konnte am Ende der Studie seinen Namen leserlich frei schreiben – dies konnte er jedoch nicht generalisiert zu einem späteren Zeitpunkt in anderen Klassenzimmern zeigen. Die Autoren weisen darauf hin, dass die Durchführung dieser Methode von Beginn an weniger starr auf ein Setting begrenzt, sondern sofort in den Alltag in verschiedene Settings mit verschiedenen Bezugspersonen implementiert werden sollte, um eine Generalisierung zu erreichen. Haben Kinder mit Autismus einmal gelernt zu schreiben und befinden sich auf dem Level der schriftlichen Textproduktion – sei es handschriftlich oder am Computer –, entstehen neue, komplexe Anforderungen. Im Verfassen von Texten liegt neben dem Textverständnis gerade in den höheren Klassenstufen ein Element, das den Erfolg in einem Großteil schulischer Fächer und Arbeitsbereiche bestimmt.

ROUSSEAU ET AL. (1994) konnten in von autistischen Menschen geschriebenen Texten nachweisen, dass diese in der Schriftsprache selten Adjektive benutzten. Die Verwendung von Adjektiven macht nicht nur die Lebendigkeit und Genauigkeit des Textes aus, sondern fördert auch die Kohäsion eines Textes. Die Autoren legten den Probanden (junge Erwachsene mit Autismus) Übungen zur Satzkombination vor. Die Sätze „Hans hat einen Hund." und „Der Hund ist klein." mussten zum Beispiel zu „Hans hat einen kleinen Hund." kombiniert werden. Die Probanden mussten Übungen zum Leseverständnis machen, bekamen täglich ein Arbeitsblatt mit Satzkombinierungsaufgaben und mussten anschließend schriftliche Beschreibungen von Bildern abgeben. Sie erhielten als Verstärkung neben beschreibendem Lob Geldstücke für die korrekte Lösung der Satzkombinationsaufgaben sowie für die Verwendung von Adjektiven im schriftlichen Beschreiben.

ROUSSEAU ET AL. (1994) konnten nachweisen, dass sich das Kombinieren von Sätzen in den vorangegangenen Aufgaben positiv auf die Verwendung von Adjektiven in der schriftlichen Textproduktion auswirkte. Inwiefern die Fortschritte mittels dieser Methode für die Textproduktion als nachhaltig und generalisierbar auf das Schreiben von Texten außerhalb des beschriebenen Settings sind, klären die Autoren nicht.

Zusammenfassung: Schriftsprache

- besonderes Augenmerk auf Förderung des Leseverständnisses, gerade bei älteren Kindern
- Bestehen besonderer Defizite im stillen, selbstständigen Lesen (SMITH MYLES ET AL., 2002), daher als möglicher schulischer Nachteilsausgleich lautes Lesen wichtiger Textteile in der Klasse
- Generieren von Fragen während des Lesens sinnvoll (WHALON ET AL., 2009)
- Referenzen gelesener Personalpronomen überprüfen (CONNOR & KLEIN, 2004)
- Lesen mit selbst gewählten Farbfolien kann unterstützen (LUDLOW ET AL., 2006)
- Lernen mit kombinierter Computerarbeit ist sowohl beim Lesen als auch beim Schreiben aufgrund vielfacher Aspekte sinnvoll

7 Fazit

Mit dem Ende dieses Buches ist erst ein erster Schritt in Richtung der autismusspezifischen Sprachtherapie getan. Eine Übersicht der forschungsbasierten Evidenz liegt hiermit vor – mit der Lektüre gewinnt der Leser ein Rundblick über Entstehungshypothesen, Referenztheorien und Therapiemethoden der Sprachstörungen bei Autismus.

Sprachstörungen bei Autismus entstehen vor dem Hintergrund autismusspezifischer Abweichungen in den Bereichen Genetik, Neurofunktion, Wahrnehmung, Interaktion und Kognition. Sprachstörungen bei Autismus sind autismusspezifisch und erfordern eine autismusspezifische Behandlung. Noch immer sind Fragen zur genauen Entstehung der Sprachstörungen und ihrer Therapie nicht hinreichend geklärt und können lediglich diskutiert werden. Das Buch liefert nicht nur die Basis für diese Diskussion, sondern eröffnet auch Fragen an die zukünftige Forschung. Es stehen deutschsprachige Studien zu den Grundlagen vielfältiger Unterthemen des Spektrums Autismus und Sprache aus, außerdem ist die weitere Entwicklung autismusspezifischer Therapiemethoden für sprechende und nicht sprechende Kinder erforderlich. Den Praktikern unter den Lesern bleibt die Aufgabe, der hier vorgelegten externen Evidenz die interne Evidenz ihrer klinischen Erfahrungen und den unmittelbaren Bedarf ihrer Patienten und Klienten gegenüberzustellen. Bereiche, die nicht der Kerntätigkeit von Sprachtherapeuten, wohl aber ihrem Arbeitsalltag angehören (etwa der Umgang mit selbst- und fremdaggressivem Verhalten oder Verweigerung), seien der pädagogischen und psychologischen Literatur sowie der interdisziplinären Teamarbeit überantwortet.

Die Arbeit mit Kindern und Erwachsenen aus dem Autismus-Spektrum bedeutet Vielfalt. Vielfalt im Hinblick möglicher Störungen und Ressourcen, aber auch Vielfalt hinsichtlich der möglichen und nötigen Methoden und Ansätze therapeutischen Handelns. Zur aktiven gesellschaftlichen Teilhabe führen viele Wege. Dieses Buch bietet eine „Wanderkarte", die der Orientierung dient. Das Finden und Beschreiten individueller Wege bleibt gemeinsame Aufgabe von Therapeuten und Betroffenen.

8 Anhang

8.1 Kopiervorlage Anamnese

ASKA

Anamnesebogen für die
Sprachtherapie mit nicht und wenig sprechenden
Kindern mit
Autismus

Name	______________________	Junge ☐ / Mädchen ☐	
Geburtsdatum	______________________	Sprache/n	__________
Datum	______________________	Alter	__________
Diagnosen	______________________		
Beobachter	______________________		
Kind besucht	Kita ☐ / Schule ☐	Sonstiges	__________

Im Einzelfall als nicht notwendig erachtete Teile ausstreichen.

Das Kind ...	stets	oft	selten	nie	Bemerkung
1.1 Rezeptive Sprache / Grundlagen					
Vorgeschichte hinsichtlich Hörstörungen / Operationen / häufige Infekte? Wurde ein Hörtest gemacht (wenn möglich)? Wann? Ergebnis?					
Wendet sich Geräuschen zu	stets	oft	selten	nie	
Reagiert auf leise Geräusche	stets	oft	selten	nie	Wie?
Reagiert auf laute Geräusche	stets	oft	selten	nie	Wie?
Wendet sich Stimmen zu	stets	oft	selten	nie	
Reagiert auf Musik	stets	oft	selten	nie	Wie?
Reagiert auf Gesang	stets	oft	selten	nie	Wie?
Reagiert unterschiedlich bei zugewandter oder strenger Ansprache	stets	oft	selten	nie	Wie?
Kann die Richtung, aus der ein Geräusch kommt, erkennen	stets	oft	selten	nie	
Wirkt durch Umgebungsgeräusche abgelenkt	stets	oft	selten	nie	
Wirkt durch laute Geräusche belastet	stets	oft	selten	nie	Wie?
Reagiert eher auf laute Ansprache	stets	oft	selten	nie	
Reagiert eher auf leise Ansprache	stets	oft	selten	nie	

1.2 Rezeptive Sprache / Wortverstehen					
Versteht Ihr Kind Wörter? Wenn nur einige Wörter, wie viele ungefähr? Wie viele Wörter, die das Kind versteht, sind im letzten Jahr dazugekommen?					
Horcht auf eigenen Namen	stets	oft	selten	nie	
Kommt bei Namensnennung	stets	oft	selten	nie	Auch ohne Geste?
Wendet sich ab bei Namensnennung	stets	oft	selten	nie	
Kommt bei „Komm!“	stets	oft	selten	nie	
Erkennt Zugehörigkeit anderer Namen zu Personen (schaut hin, geht hin oder zeigt)	stets	oft	selten	nie	Welche Namen?
Horcht auf bei „Stopp!“, „Halt!“, „Nein!“	stets	oft	selten	nie	Auch ohne Geste?
Unterbricht seine Handlung bei „Stopp!“, „Halt!“, „Nein!“	stets	oft	selten	nie	Auch ohne Geste?
Welche Aufforderungen befolgt er / sie zu Hause? Gibt es Unterschiede in anderem Umfeld (Kita, Schule)?	stets	oft	selten	nie	
Gibt es bei Ihrem Kind einen Unterschied zwischen „nicht verstehen“ und „nicht reagieren“? Was liegt Ihrer Erfahrung nach meistens vor, wenn Ihr Kind nicht auf Sprache reagiert?					
Versteht es zeitliche Angaben (in einer Stunde, in einer Woche, morgen etc.)?					
Versteht es, wenn Sie etwas aus dem Alltag erklären?					

1.3 Rezeptive Sprache / Sprachverstehen (Blicke und Gesten verstehen)	
Gibt es Vorerfahrungen mit dem Verstehen von Gesten / Gebärden? Welche Gesten versteht Ihr Kind Ihrer Meinung nach? Orientiert Ihr Kind sich eher an Ihrer Geste oder dem gesprochenen Wort? Beispiele?	

Haben Sie und Ihr Kind Erfahrung in der Kommunikation über Bilder? Welche? Versteht es Ihrer Einschätzung nach Symbole? Welche?					
Das Kind schaut von sich aus zu Personen hin	stets	oft	selten	nie	
Schaut in Gesichter	stets	oft	selten	nie	
Nimmt Blickkontakt auf	stets	oft	selten	nie	Wie? Besonderheiten?
Schaut es, wenn Sie etwas mit dem Finger zeigen?	stets	oft	selten	nie	
Reagiert es, wenn Sie fröhlich gucken?	stets	oft	selten	nie	Wie?
Reagiert es, wenn Sie traurig oder erbost gucken?	stets	oft	selten	nie	Wie?
Versteht es eine Geste für „Nein" (Handbewegung, Kopfschütteln)?	stets	oft	selten	nie	
Versteht es eine Geste für „Ja" (z. B. Kopfnicken)?	stets	oft	selten	nie	
2 Expressive Sprache / Sprachproduktion					
Lautiert Ihr Kind?	stets	oft	selten	nie	Was? Wann?
Ist aus dem Lautieren seine Stimmung erkennbar?	stets	oft	selten	nie	
Sind die Laute mit einer Bedeutung verknüpft?	stets	oft	selten	nie	
Versucht es, Worte zu sprechen?	stets	oft	selten	nie	Wenn wenige – welche?
Spricht es Worte in passenden Situationen / zu passendem Zweck?	stets	oft	selten	nie	
Spricht es Worte, um Bedürfnisse zu äußern?	stets	oft	selten	nie	
Spricht es Worte, um eine Situation zu beenden?	stets	oft	selten	nie	
Spricht es auch Worte, um einfach nur auf etwas Bemerkenswertes hinzuweisen?	stets	oft	selten	nie	
Haben Sie den Eindruck, dass Worte ohne Sinnzusammenhang gesprochen werden?	stets	oft	selten	nie	
Spricht Ihr Kind Sätze?	stets	oft	selten	nie	
Haben Sie den Eindruck, dass es Sätze „kopiert", die es schon einmal gehört hat?	stets	oft	selten	nie	
Ist die Artikulation so, wie Sie es von einem Kind in seinem Alter erwarten würden?	stets	oft	selten	nie	

Ist die Grammatik so, wie Sie es von einem Kind in seinem Alter erwarten würden?	stets	oft	selten	nie	
Stellt Ihr Kind Fragen?	stets	oft	selten	nie	Beispiele:
3 Imitation					
Ahmt Ihr Kind Sie oder andere nach (Handlungen, Bewegungen, Gesichtsausdruck)?	stets	oft	selten	nie	Was genau?
Ahmt Ihr Kind eine Bewegung nach, wenn Sie es dazu auffordern?	stets	oft	selten	nie	
Ahmt Ihr Kind eine Handlung nach, wenn Sie es dazu auffordern?	stets	oft	selten	nie	
Spricht Ihr Kind nach? (ohne Aufforderung)	stets	oft	selten	nie	
Spricht Ihr Kind nach, wenn Sie es auffordern?	stets	oft	selten	nie	Wenn nein – erfolgt eine andere Reaktion?

4 Kommunikation allgemein					
Über welche Mittel kommuniziert Ihr Kind derzeit? In welchen Situationen?					
Wie drückt es Bedürfnisse / Wünsche aus?					
Was passiert, wenn man ihm etwas wegnimmt?					
Wie versucht es, eine Situation zu beenden?					
Gibt es Schreien / Beißen / Kratzen?	In welchen Situationen? Was passiert dann?				
Tritt es von sich aus mit Ihnen in Kontakt?	stets	oft	selten	nie	Wie?
Tritt es von sich aus mit anderen Erwachsenen in Kontakt?	stets	oft	selten	nie	Wie? Mit wem?
Tritt es von sich aus mit anderen Kindern in Kontakt?	stets	oft	selten	nie	
Nimmt es Konaktangebote von anderen an?	stets	oft	selten	nie	Von wem? Wie? Von wem eher nicht?

Wie beendet es einen Kontakt?					
Kann es jemanden begrüßen?	stets	oft	selten	nie	Wie?
Kann es sich verabschieden?	stets	oft	selten	nie	Wie?
Wie reagiert es auf Verabschiedung?					
Braucht es Hilfe, um bestimmte Dinge zu kommunizieren?	Was genau? Welche Hilfe?				

5 Sonstige Aspekte					
Gibt es Vorlieben für bestimmte Dinge / Tätigkeiten? Wofür begeistert sich Ihr Kind? Woran merkt man das?					
Kann es seine Aufmerksamkeit auf eine Sache bündeln?	stets	oft	selten	nie	
Kann es Kausalitäten (Ursache – Wirkung) verstehen?	Beispiele:				
Ist es in seinem Alltag zeitlich orientiert?	Ja / Nein: Woran merken Sie das?				
Versucht es, auftauchende Probleme zu lösen (z. B. Aufziehauto, das nicht funktioniert)?	Wie? Was macht es sonst?				
Kann es zwischen Dingen auswählen (z. B. Spielzeuge)?					

6 Weitere eigene Fragen:	

Welche Wünsche / Ziele haben Sie bezüglich	
des Sprachverstehens?	
des Sprechens?	
Was macht es besonders schwierig?	
Wo liegen die Ressourcen Ihres Kindes? Was kann es besonders gut?	
Was im Umfeld wirkt Ihrer Meinung nach zusätzlich belastend?	

Übersicht ASKA (vom Therapeuten auszufüllen)

Name: ______________________________ Datum: ________________

Untersucher: ______________________________

Weiteres Vorgehen (therapeutisch / weitere Diagnostik):

Kurze Zusammenfassung des derzeitigen Standes (rezeptive Sprache, expressive Sprache, Imitation, Nachahmung, Kommunikation, sonstige Aspekte):

Notwendige Absprachen / Nachfragen interdisziplinär:

Namen / Adressen mitbehandelnder Helfer (+ Schweigepflichtsentbindungen vorliegend?):

8.2 Literaturempfehlungen

Internet:

- Wissenschaftlicher Blog über Autismus und Sprache für Eltern und Therapeuten: http://www.autismus-sprache.de

Bücher:

- Barbera, M.L. & Rasmussen, T. (2007). The Verbal Behavior Approach. How to Teach Children with Autism and Related Disorders. London: Jessica Kingsley Publishers.
- Bogdashina, O. (2005). Communication Issues in Autism and Asperger Syndrome. Do we speak the same language? London: Jessica Kingsley Publishers.
- Brauns, A. (2002). Buntschatten und Fledermäuse. Mein Leben in einer anderen Welt. München: Goldmann Verlag.
- Charlop-Christy, M.H. (2008). How to do Incidental Teaching. Austin: Pro-Ed.
- Fay, W. H. & Schuler, A.L. (1980). Emerging Language in Autistic Children. Baltimore: University Park Press.
- Freitag, C.M. (2008). Autismus-Spektrum-Störungen. München: Reinhardt Verlag.
- Hartmann, H. (2011). Erweiterte Aufmerksamkeits-Interaktions-Therapie – AIT. Kleines Lehrbuch der modernen Autismus-Therapie mit dialogischem Schwerpunkt. Tübingen, dgvt-Verlag.
- Potter, C. & Whittaker, C. (2001). Enabling Communication in Children with Autism. London: Jessica Kingsley Publishers.

Publikationen von Gesellschaften und Verbänden:

- Wissenschaftliche Gesellschaft Autismus-Spektrum: http://wgas-autismus.org
- Bundesverband Autismus Deutschland e.V.: http://www.autismus.de
- Fachjournals zum Thema Autismus:
  - Journal of Autism and Developmental Disorders
  - Autism Research
  - Focus on Autism and other Developmental Disabilities
  - Research in Autism Spectrum Disorders
  - Autism – the International Journal of Research and Practice

8.3 Abkürzungsverzeichnis

ABA	„Applied Behavior Analysis"
AIT	„Aufmerksamkeits-Interaktions-Therapie"
AVB	„Applied Verbal Behavior"
CAR	„Communication Assessment Record"
DSM	„Diagnostic and Statistic Manual of Mental Disorders"
ESDM	„Early Start Denver Model"
FC	„Facilitated Communication"
fMRT	„Funktionelle Magnetresonanztomographie"
ICD	„International Statistical Classification of Diseases and Related Health Problems"
MRT	„Magnetresonanztomographie"
MSA	„Minimal Speech Approach"
PRT	„Pivotal Response Training"
SNAP	„Strong Narrative Assessment Procedure"
SSES	„Spezifische Sprachentwicklungsstörung"
TROG-D	„Test for Reception of Grammar – German Version"
UK	„Unterstützte Kommunikation"
WWT	„Wortschatz- und Wortfindungstest für 6- bis 10-Jährige"
YIPP	„Yale in vivo Pragmatic Protocol"

9 Literaturverzeichnis

Adachi, T. et al. (2004). The metaphor and sarcasm scenario test: A new instrument to help differentiate high functioning pervasive developmental disorder from attention deficit/ hyperactivity disorder. Brain and Development 26 (5), 301-306

Akechi, H. et al. (2012). Brief Report: Pointing cues facilitate word learning in children with autism spectrum disorder. Journal of Autism and Developmental Disorders, doi: 10.1007/ s10803-012-1555-3

Aktas, M. (2004). Sprachentwicklungsdiagnostik bei Kindern mit Down-Syndrom. Entwicklung eines diagnostischen Leitfadens zum theoriegeleiteten Einsatz standardisierter Verfahren. Universität Bielefeld: Dissertation im Fachbereich Psychologie

Allen, M. L. et al. (2011). Evidence for syntactic alignment in children with autism. Developmental Science 14 (3), 540-548

American Psychiatric Association (APA) (2013). Diagnostic and statistical manual for mental disorders, fifth edition – DSM-V. Arlington: American Psychiatric Association

Asperger, H. (1944). Die „autistischen Psychopathen" im Kindesalter. Archiv für Psychiatrie und Nervenkrankheiten 117 (1), 76-136

Astington, J. W. & Baird J. A. (2005). Why Language Matters for Theory of Mind. Oxford: University Press

Atwood, A. et al. (1988). The understanding and use of interpersonal gestures by autistic and Down's syndrome children. Journal of Autism and Developmental Disorders 18 (2), 241-257

Bailey, A. et al. (1995). Autism as a strongly genetic disorder: evidence from a British twin study. Psychological Medicine 25 (1), 63-77

Baillargeon, R. (1987). Object-permanence in 3½ and 4½-month-old infants. Developmental Psychology 23 (5), 655-664

Baird, G. et al. (2006). Prevalence of disorders of the autism spectrum in a population cohort of children in South Thames: The Special Needs and Autism Project (SNAP). Journal of Academic Child and Adolescent Psychiatry 368 (9531), 210-215

Baldwin, D. A. (1993). Early referential understanding: infants' ability to recognize referential acts for what they are. Developmental Psychology 29 (5), 832-843

Baltaxe, C. A. M. & Simmons, J. Q. (1977). Bedtime soliloquies and linguistic competence in autism. Journal of Speech and Hearing Disorders 42 (3), 376-393

Barbera, M. L. & Rasmussen, T. (2007). The Verbal Behavior Approach. How to Teach Children with Autism and Related Disorders. London: Jessica Kingsley Publishers

Bariand, F. (1989). Age difference in children's humor. Journal of Children in Contemporary Society 20, 15-45

Baron-Cohen, S. (1997). Hey! It was just a joke! Understanding propositions and propositional attitudes by normally developing children, and children with autism. Israel Journal of Psychiatry 34 (3), 174-178

Baron-Cohen, S. et al. (1985). Does the autistic child have a theory of mind? Cognition 21 (1), 37-46

Baron-Cohen, S. et al. (1997). Do children with autism use the speaker's direction of gaze strategy to crack the code of language? Journal of Child Development 68 (1), 48-57

Batchelder, A. et al. (2009). The effects of hand-over-hand and a dot-to-dot tracing procedure on teaching an autistic student to write his name. Journal of Developmental Physical Disabilities 21 (2), 131-138

Bates, E. (1976). Language and Context: The Acquisition of Pragmatics. New York: Academic Press

Bebko, J. M. et al. (2006). Discrimination of temporal synchrony in intermodal events by children with autism and children with developmental disabilities without autism. Journal of Child Psychology and Psychiatry 47 (1), 88-98

Bedford, R. et al. (2012). Failure to learn from feedback underlies word learning difficulties in toddlers at risk for autism. Journal of Child Language, ISSN 0305-0009. (In Press)

Bernard-Opitz, V. et al. (2000). Analysis of pragmatic aspects of communication behavior of verbal and nonverbal autistic children. Praxis der Kinderpsychologie und Kinderpsychiatrie 49 (2), 97-108

Bettelheim, B. (1967). The Empty Fortress. Infantile Autism and the Birth of the Self. New York: The Free Press

Beuklemann, D. R. & Mirenda, P. (1998). Augmentative and Alternative Communication: Management of Severe Communication Disorders in Children and Adults. Baltimore: Brookes Publishing

Biermann, A. et al. (2003). Resolution zur Gestützten Kommunikation (eng. Facilitated Communication/FC). Heilpädagogische Forschung, 29 Verfügbar unter: Http://www.heilpaedagogischeforschung.de/ab0314.htm. [Datum des Zugriffs: 22-6-12]

Birkan, B. et al. (2007). Effects of superimposition and background fading on the sight-word reading of a boy with autism. Research in Autism Spectrum Disorder 1 (2), 117-125

Bishop, D. V. M. et al. (2004). Are Phonological processing deficits part of the broad autism phenotype? American Journal of medical Genetics 128 (1), 54-60

Bleuler, E. (1911). Dementia praecox oder Gruppe der Schizophrenien. In: Aschaffenburg, Gustav (Hrsg.), Handbuch der Psychiatrie, (60-82). Leipzig: Deuticke

Bliss, C. K. (1965). Semantography. (Blissymbolics) A Logical Writing for an Illogical World. Second Enlarged Edition. Sidney: Semantography (Blissymbolic) Publications

Bogdashina, O. (2005). Communication Issues in Autism and Asperger Syndrome. Do we speak the same language? London: Jessica Kingsley Publishers

Bondy, A. & Frost, L. (1994). The picture exchange communication system. Focus on Autistic Behavior 9, 1-19

Bossert, T. S. & Schwantes, F. M. (1996). Children's comprehension monitoring: Training children to use rereading as an aid to comprehension. Reading Research and Instruction 35, 109-121

Brady, N. C. (2000). Improved comprehension of object names following voice output communication aid use: Two case studies. AAC Augmentative and Alternative Communication 16 (3), 197-204

Brauns, A. (2002). Buntschatten und Fledermäuse. Mein Leben in einer anderen Welt. München: Goldmann Verlag

Bruner, J. (1978). Games, social exchange, and the acquisition of language. Journal of child language 5, 391-401

Bundesverband evangelische Behindertenhilfe e.V. (2005). Schau doch meine Hände an: Sammlung einfacher Gebärden zur Kommunikation mit nichtsprechenden Menschen. Reutlingen: Diakonie-Verlag

Burgoine, E. & Wing, L. (1983). Identical triplets with asperger's ayndrome. British Journal of Psychiatry 143, 261-265

Bushnell, I. W. R. et al. (2001). Mother's face recognition in newborn infants: learning and memory. Infant and Child Development 10, 67-74

Capps, L. et al. (1998). Conversational abilities among children with autism and children with developmental delays. Autism 2 (4), 325-344

Capps, L. et al. (2000). "The frog ate a bug and made his mouth sad": Narrative competence in children with autism. Journal of Abnormal Child Psychology 28 (2), 193-204

Carey, S. & Bartlett, E. (1978). Acquiring a single new word. Papers and Reports on Child Language Development 15, 17-29

Carr, E. G. & Durand, V. M. (1985). The social-communicative basis of severe problems in children. In: Reiss, S. & Bootzin, R. (Ed.), Theoretical Issues in Behaviour Therapy (130-155). New York: Academy Press

Carr, E. G. et al. (1975). Control of echolalic speech in psychotic children. Journal of Abnormal Child Psychology 3 (4), 331-351

Carter, C. M. (2001). Using choice with game play to increase language skills and interactive behaviors in children with autism. Journal of Positive Behavior Interventions 3 (3), 131-151

Carter, A. S. et al. (2005). Social Development in Autism. In: Volkmar, F. et al. (Ed.), Handbook of Autism and Pervasive Developmental Disorders. Volume 1: Diagnosis, Development, Neurobiology, and Behavior (312-334). New York: Wiley

Carver, L. J. & Dawson, G. (2002). Development and neural bases of face recognition in autism. Molecular Psychiatry 7 (2), 18-20

Caulfield, R. (1995). Reciprocity between infants and caregivers during the first year of life. Early Childhood Education Journal, 23 (1), 3-8

Charlop-Christy, M. H. et al. (2002). Using the Picture Exchange Communication System (PECS) with children with autism: Assessment of PECS acquisition, speech, social-communicative behavior, and problem behavior. Journal of Applied Behavior Analysis 35 (3), 213-231

Charlop-Christy, M. H. (2008). How to do Incidental Teaching. Austin: Pro-Ed.

Chomsky, N. (1959). A review of B. F. Skinner's verbal behavior. Readings in the Psychology of Language. In: Jakobovitz, L. A. & Miron, M. S. (Ed.), Readings in the Psychology of Language (142-143). Englewood Cliffs: Prentice-Hall

Chung, M. K. et al. (2004). Less white matter concentration in autism: 2D voxel-based morphometry. Neuroimage 23 (1), 242-251

Cihak, D. F. et al. (2012). The use of video modeling with the Picture Exchange Communication System to increase independent communicative initiations in preschoolers with autism and developmental delays. Focus on Autism and other Developmental Disabilities 27 (1), 3-11

Clark, C. et al. (1974). Standard Rebus Glossary. Circle Pines, American Guidance Service

Clifford, S. & Dissanayake, C. (2009). Dyadic and triadic behaviours in infancy as precursors to later social responsiveness in young children with autistic disorder. Journal of Autism and Developmental Disorders 39 (10), 1369-1380

Colston, H. L. & Gibbs, R. W. (2002). Are irony and metaphor understood differently? Metaphor and Symbol 17 (1), 57-80

Connor, I. M. & Klein, P. D. (2004). Exploration of strategies for facilitating the reading comprehension of high-functioning students with autism spectrum disorders. Journal of Autism and Developmental Disorders 34 (2), 115-127

Cummins, J. (1979). Linguistic interdependence and the educational development of bilingual children. Review of Educational Research 49 (2), 222-251

Dawson, G. et al. (1998). Children with autism fail to orient to naturally occurring social stimuli. Journal of autism and developmental disorders 28 (6), 479-485

Dawson, G. et al. (2010). Randomized, controlled trial of an intervention for toddlers with autism: The Early Start Denver Model. Pediatrics 125 (1), e17-e23

Delprato, D. J. (2001). Comparisons of discrete-trial and normalized behavioral learning intervention for young children with autism. Journal of Autism and Developmental Disorders 31 (3), 315-325

De Villiers, P. A. (2005). The role of language in theory-of-mind-development: What deaf children tell us. In: Astington, J. W. & Baird J. A. (Ed.), Why Language Matters for Theory of Mind (266-297). Oxford: University Press

Diehl, J. J. et al. (2006). Story recall and narrative coherence of high-functioning children with autism spectrum disorders. Journal of Abnormal Child Psychology 34 (1), 87-102

Diehl, J. J. et al. (2008). Resolving ambiguity: A psycholinguistic approach to understanding prosody processing in high-functioning autism. Brain and Language 106 (2), 144-152

Dobbinson, S. et al. (1998). Structural patterns in conversations with a woman who has autism. Journal of Communication Disorders 31 (2), 113-134

Dohmen, A. et al. (2009). Das pragmatische Profil; Analyse kommunikativer Fähigkeiten von Kindern. München: Elsevier

Duffie, A. et al. (2006). Fast mapping in young children with autism spectrum disorders. First Language 26 (4), 421-438

Eales, M. J. (1993). Pragmatic impairments in adults with childhood diagnoses of autism or developmental receptive language disorder. Journal of Autism and Developmental Disorders 23 (4), 593-617

Eigsti, I. M. et al. (2007). Beyond pragmatics: Morphosyntactic development in autism. Journal of Autism and Developmental Disorders 37 (6), 1007-1023

Eskes, G. A. et al. (1990). Comprehension of concrete and abstract words in autistic children. Journal of Autism and Developmental Disorders 20 (1), 61-73

Fay, W. H. & Schuler, A. L. (1980). Emerging Language in Autistic Children. Baltimore: University Park Press

Fennell, C. et al. (2007). Using speech sounds to guide word learning: The case of bilingual infants. Child Development 78 (5), 1510-1525

Fodor, J. A. (1992). A theory of the child's theory of mind. Cognition 44 (3), 283-296

Folstein, S. & Rutter, M. (1977). Genetic influences and infantile autism. Nature 265 (5596), 726-728

Folstein, S. E. et al. (1999). Predictors of cognitive test patterns in autism families. Journal of Child Psychology and Psychiatry 40 (7), 1117-1128

Fox, A. V. (2006). TROG-D. Test zur Überprüfung des Grammatikverständnisses. Handbuch. Idstein: Schulz-Kirchner Verlag

Fox Tree, J. E. (2001). Listeners' uses of um and uh in speech comprehension. Memory & Cognition, 29 (2), 320-326

Freitag, C. M. (2008). Autismus-Spektrum-Störungen. München: Reinhardt Verlag

Frith, U. (1989). Autism: Explaining the Enigma. New York: Blackwell

Frith, U. & Snowling, M. (1983). Reading for meaning and reading for sound in autistic and dyslexic children. British Journal of Developmental Psychology 1 (4), 329-342

Frye, D. et al. (1989). Theory of mind and rule-based reasoning. Cognitive Development 10 (4), 483-528

Fuentes, C. T. et al. (2009). Children with Autism show specific handwriting impairments. Neurology 73 (19), 1532-1537

Ganz, J. B. (2012). Meta-analysis of PECS with individuals with ASD: Investigation of targeted versus non-targeted outcomes, participant characteristics, and implementation phase. Research in Developmental Disabilities 33 (2), 406-418

Ganz, J. B. et al. (2012). A meta-analysis of single case research studies on aided augmentative and alternative communication systems with individuals with autism spectrum disorders. Journal of Autism and Developmental Disorders 42 (1), 60-74

Gepner, B. & Feron, F. (2009). Autism: A world changing too fast for a mis-wired brain? Neuroscience and Biobehavioral Reviews 33 (8), 1227-1242

Geschwind, D. H. (2011). Genetics of autism spectrum disorders. Trends in Cognitive Sciences 15 (9), 409-416

Ghaziuddin, M. & Gerstein, L. (1996). Pedantic speaking style differentiates asperger syndrome from high-functioning autism. Journal of Autism and Developmental Disorders, 26 (6), 585-595

Gibbs, R. (1994). The Poetics of Mind: Figurative Thought, Language, and Understanding. New York: Cambridge University Press

Glück, C. W. (2007). Wortschatz- und Wortfindungstest für 6- bis 10-Jährige (WWT 6-10). München: Elsevier

Goin-Kochel, R. P. et al. (2007). Parental reports on the use of treatments and therapies for children with autism spectrum disorders. Research in Autism Spectrum Disorders 1, 195-209

Goldstein, G. et al. (1994). Age differences in academic achievement in high-functioning autistic individuals. Journal of Clinical and Experimental Neuropsychology 16 (5), 671-680

Gopnik, A. & Wellman, H. M. (1994). The theory theory. In: Hirschfeld, L. & Gelman, S. (Ed.), Mapping the Mind: Domain Specifity in Cognition and Culture (257-293). New York: Cambridge University Press

Gopnik, A., Capps, L. & Meltzoff, A. N. (2000). Early theories of mind: What the theory can tell us about autism. In: Baron-Cohen, S. et al. (Ed.), Understanding other Minds: Perspectives from Developmental Cognitive Neuroscience (50-72). Oxford: Oxford University Press

Goren, C. C. et al. (1975). Visual following and pattern discrimination of face-like stimuli by newborn infants. Pediatrics 56 (4), 544-549

Grandin, T. & Scariano, M. (1986). Emergence Labelled Autistic. Costello: Tunbridge Wells

Grigorenko, E. L. et al. (2003). Annotation: Hyperlexia: disability or superability? Journal of Child Psychology and Psychiatry 44 (8), 1079-1091

Gutierrez-Clellen, V. F. et al. (2008). Bilingual children with language impairment: A comparison with monolinguals and second language learners. Applied Psycholinguistics 29, 3-19

Gutstein, S. E. (2000). Solving the Relationship Puzzle. Arlington: Future Horizons

Hala, S. et al. (2007). Priming the meaning of homographs in typically developing children and children with autism. Journal of Autism and Developmental Disorders 37 (2), 329-340

Hambly, C. & Fombonne, E. (2011). The impact of bilingual environments on language development in children with autism spectrum disorders. Journal of Autism and Developmental Disorders 42 (7), 1342-1352

Happe, F. G. E. (1993). Communicative competence and theory of mind in autism: A test of relevance theory. Cognition 48 (2), 101-119

Hardan, A. et al. (2004). Increased frontal cortical folding in autism: A preliminary MRI study. Psychiatry Research: Neuroimaging 131 (3), 263-268

Harris, M. et al. (1983). The nonverbal context of mothers' speech to infants. First Language 4 (10), 21-30

Harris, P. L. (1999). Acquiring the art of conversation. In: Bennett, M. (Ed.), Developmental Psychology: Achievements and Prospects (89-105). Philadelphia: Psychology Press/Taylor & Francis

Hart, S. & Banda, D. (2010). Picture Exchange Communication System with individuals with developmental disabilities: A meta-analysis of single subject studies. Remedial and Special Education 31 (6), 463-477

Hart, B. M. & Risley, T. R. (1968). Establishing use of descriptive adjectives in the spontaneous speech of disadvantaged preschool children. Journal of Applied Behavior Analysis 1 (1), 109-120

Hartmann, H. (2011). Erweiterte Aufmerksamkeits-Interaktions-Therapie – AIT. Kleines Lehrbuch der modernen Autismus-Therapie mit dialogischem Schwerpunkt. Tübingen, dgvt-Verlag

Hazlett, C. et al. (2005). Magnetic resonance imaging and head circumference study of brain size in autism birth through age 2 years. Archives of General Psychiatry 62 (12), 1366-1376

Häußler, A. (2006). TEACCH – ein kommunikationsorientierter Ansatz zur ganzheitlichen Förderung von Menschen mit Autismus. In: Wilken, E. (Hrsg.), Unterstützte Kommunikation. Eine Einführung in Theorie und Praxis (131-152). Stuttgart: Kohlhammer Verlag

Heaton, P. & Wallace, G. L. (2004). Annotation: The savant syndrome. Journal of Child Psychology and Psychiatry 45 (5), 899-911

Heflin, J. & Alaimo, D. (2007). Students with Autism Spectrum Disorders: Effective Instructional Practices. Upper Saddle River, New Jersey: Pearson and Merrill/Prentice Hall

Heimann, M. et al. (1995). Increasing reading and communication skills in children with autism through an interactive multimedia computer program. Journal of Autism and Developmental Disorders 25 (5), 459-480

Hobson et al. (2012). Dialogic linkage and resonance in autism. Journal of Autism and Developmental Disorders, doi:10.1007/s10803-012-1528-6

Horst, J. S. & Samuelson, L. K. (2008). Fast mapping but poor retention by 24-month-old infants. Infancy 13 (2), 128-157

Howlin, P. (1984). The acquisition of grammatical morphemes in autistic children: a critique and replication of the findings of Bartolucci, Pierce, and Streiner, 1980. Journal of Autism and Developmental Disorders 14 (2), 127-36

Howlin, P. (2008). Augmentative and alternative communication systems for children with autism. In: Charman, T. & Stone, W. (Ed.), Social and Communication Development in Autism Spectrum Disorders. Early Identification, Diagnosis and Intervention (236-266). New York: The Guilford Press

Hudson, J. (1990). The emergence of autobiographical memory in mother-child conversations. In: Fivush, R. & Hudson, J. (Ed.), Knowing and Remembering in Young Children (166-196). Cambridge: Cambridge University Press

Iacoboni, M. & Mazziotta, J. C. (2007). Mirror neuron system: Basic findings and clinical implications. Annals of Neurology 62 (3), 213-218

Janetzke, R. P. (1998). Stichwort: Autismus. München: Wilhelm Heyne Verlag

Jolliffe, T. & Baron-Cohen, S. (1999). A test of centralcoherence theory: linguistic processing in high-functioning adults with autism or Asperger syndrome: is local coherence impaired? Cognition 71 (2), 149-185

Just, M. A. et al. (2004). Cortical activation and synchronization during sentence comprehension in high-functioning autism: Evidence of underconnectivity. Brain 127 (8), 1811-1821

Kaland, N. et al. (2002). A new 'advanced' test of theory of mind: Evidence from children and adolescents with Asperger syndrome. Journal of Child Psychology and Psychiatry 43 (4), 517-528

Kanner, L. (1943). Autistic disturbance of affective contact. Nervous Child 2, 217-250

Kanner, L. (1951). The conception of wholes and parts in early infantile autism. American Journal of Psychiatry 108 (1), 23-26

Kjelgaard, M. & Tager-Flusberg, H. (2001). An investigation of language impairment in autism: Implications for genetic subgroups. Language and Cognitive Process 16 (2), 287-308

Klin, A. (1991). Young autistic children's listening preferences in regard to speech: A possible characterization of the symptom of social withdrawal. Journal of Autism and Developmental Disorders 21 (1), 29-42

Klin, A. (1992) Listening preferences in regard to speech in four children with developmental disabilities. Journal of Child Psychology and Psychiatry 33 (4), 763-769

Koegel, R. L. et al. (1998). Setting generalization of question-asking by children with autism. American Journal on Mental Retardation 102 (4), 346-357

Koegel, R. L. et al. (1992). Language intervention and disruptive behavior in preschool children with autism. Journal of Autism and Developmental Disorders 22 (2), 141-153

Koegel, R. L. et al. (2009). Brief report: Using individualized orienting cues to facilitate first-word acquisition in non-responders with autism. Journal of Autism and Developmental Disorders 39 (11), 1587-1592

Koegel, R. L. & Koegel, L. K. (1988). Generalized responsivity and pivotal behavior. In: Horner, R. H. et al. (Ed.), Generalization and Maintenance: Lifestyle Changes in Applied Settings (41-66). Baltimore: Brookes

Kremer-Sadlik, T. (2005). To be or not to be bilingual: Autistic children from multilingual families. In: Cohen, J. et al. (Ed.), ISB4: Proceedings of the 4th International Symposium on Bilingualism (1225-1234). Somerville, MA: Cascadilla Press

Kuhl, P. et al. (2005). Links between social and linguistic processing of speech in preschool children with autism: Behavioral and electrophysiological measures. Developmental Science 8, F1-F12

Kurita, H. (1985). Infantile autism with speech loss before the age of 30 months. Journal of the American Academy of Child Psychiatry 24 (2), 191-196

Labov, W. & Waletzky, J. (1967). Narrative analysis: Oral versions of personal experience. In: Helm, J. (Ed.), Essays on the Verbal and Visual Arts (12-44). Seattle: University of Washington Press

Lainhart, J. E. (2006). Advances in neuroimaging research for the clinician and geneticist. American Journal of Genetics 142, 33-39

Lake, J. K. et al. (2010). Listener vs. speaker-oriented aspects of speech: Studying the disfluencies of individuals with autism spectrum disorders. Psychonomic Bulletin and Review 18 (1), 135-140

Landa, R. (2000). Social language use in Asperger syndrome and highfunctioning autism. In: Klin, A. et al. (Ed.), Asperger Syndrome (125-155). New York: Guilford Press

Lawson, W. (2001). Understanding and Working with the Spectrum of Autism: An Insider's View. London: Jessica Kingsley Publishers

LeBlanc, L. et al. (2006). Behavioral language interventions for children with autism: Comparing applied verbal behavior and naturalistic teaching approaches. The Analysis of Verbal Behavior 22, 49-60

Lee, A. et al. (1994). I, you, me, and autism: An experimental study. Journal of Autism and Developmental Disorders 24 (2), 155-176

Liss, M. et al. (2001). Predictors and correlates of adaptive functioning in children with developmental disorders. Journal of Autism and Developmental Disorders 31 (2), 219-230

Lopez, B. & Leekam, S. R. (2003). Do children with autism fail to process information in context? Journal of Child Psychology and Psychiatry 44 (2), 285-300

Lord, C. et al. (2004). Regression and word loss in autistic spectrum disorders. Journal of Child Psychology and Psychiatry 45 (5), 936-955

Losh, M. & Capps, L. (2003). Narrative ability in high-functioning children with autism or Asperger's syndrome. Journal of Autism and Developmental Disorders 33 (3), 239-251

Losh, M. & Capps, L. (2006). Understanding of emotional experience in autism: Insights from the personal accounts of high functioning children with autism. Developmental Psychology 42 (5), 809-818

Lovaas, O. I. (1977). The Autistic Child. New York: Irvington

Lovaas, O. I. (1987). Behavioral treatment and normal educational and intellectual functioning in young autistic children. Journal of consulting and clinical psychology 55 (1), 3-9

Loveland, K. A. & Tunali-Kotoski, B. (2005). The school-age child with an autistic spectrum disorder. In: Volkmar, F. R. et al. (Ed.), Handbook of Autism and Pervasive Developmental Disorders. Volume 1 – Diagnosis, Development, Neurobiology, and Behavior (247-287). New York: Wiley & Sons

Ludlow, A. K. et al. (2006). The effect of coloured overlays on reading ability in children with autism. Journal of Autism and Developmental Disorders 36 (4), 507-516

Lyons, V. & Fitzgerald, M. (2004). Humor in autism and Asperger syndrome. Journal of Autism and Developmental Disorders 34 (6), 521-531

MacKay, G. & Shaw, A. (2004). A comparative study of figurative language in children with autistic spectrum disorders. Child Language Teaching and Therapy 20 (1), 13-32

Mackintosh, V. H. et al. (2005). Sources of information and support used by parents of children with autism spectrum disorders. Journal on Developmental Disabilities 12 (1), 41-51

Mackintosh, V. H. et al. (2012). "What do you like/dislike about the treatments you're currently using?" A qualitative study of parents of children with autism spectrum disorders. Focus on Autism and other Developmental Disabilities 27 (1), 51-60

Martin, I. & McDonald, S. (2004). An exploration of causes of nonliteral language problems in individuals with Asperger syndrome. Journal of Autism and Developmental Disorders 34 (3), 311-328

McGee, G. G. et al. (1999). An incidental teaching approach to early intervention for toddlers with autism. Journal of the Association for Persons with Severe Handicaps 24 (3), 133-146

McGhee, P. (1979). Humor: Its Origin and Development. San Francisco: W. H. Freeman

Magiati, I. & Howlin, P. (2003). A pilot evaluation study of the Picture Exchange Communication System (PECS) for children with autistic spectrum disorders. Autism 7 (3), 297-321

Minshew, N. et al. (2005). Neurologic aspects of autism. In: Volkmar, F. et al. (Ed.), Handbook of Autism and Pervasive Developmental Disorders. Volume 1: Diagnosis, Development, Neurobiology, and Behavior (473-515). New York: Wiley & Sons

Minshew, N. & Goldstein, G. (1993). Is autism an amnestic disorder? Evidence of the California verbal learning test. Neuropsychology 7 (2), 209-216

Müller, C. (2013). Entwicklungsorientierte Diagnostik und Förderung von Kommunikation und Sprache bei minimal verbalen Kindern mit Autismus-Spektrum-Störung. Universität Bielefeld: Dissertation zur Erlangung des Doktorgrades der Philosophie

Müller, C. & Caroli, B. (2008). Fragebogen zum kommunikativen Verhalten. „Komm!". Unveröffentlichte Fassung

Mundy, P. et al. (1996). Preliminary manual for the Abridged Early Communication Scales. Verfügbar unter: http://www.ucdmc.ucdavis.edu/mindinstitute/ourteam/faculty_staff/escs.pdf [Datum des Zugriffs: 24-6-12]

Nazzi, T. et al. (1998). Language discrimination by newborns: Toward an understanding of the role of rhythm. Journal of Experimental Psychology: Human Perception and Performance 24 (3), 756-766

Neef, N. A. et al. (1984). Establishing generative yes/no responses in developmentally disabled children. Journal of Applied Behavior Analysis 17 (4), 453-460

Nelson, K. et al. (1998). Language in cognitive development: The emergence of the mediated mind. Human Development 41, 7-29

Nind, M. & Hewett, D. (1994). Access to Communication. London: David Fulton

Norbury, C. F. (2005). The relationship between theory of mind and metaphor: Evidence from children with language impairment and autistic spectrum disorder. British Journal of Developmental Psychology 23 (3), 383-399

Norbury, C. F. & Bishop, D. V. M. (2002). Inferential processing and story recall in children with communication problems: a comparison of specific language impairment, pragmatic language impairment, and high-functioning autism. International Journal of Language and Communication Disorders 37 (3), 227-251

Norgate, R. (1998). Reducing self injurious behaviour in a child with severe learning difficulties: Enhancing predictability and structure. Educational Psychology in Practice 14 (3), 176-182

Ochs, E. & Solomon, O. (2005). Practical logic and autism. In: Casey, C. & Edgerton, R. B. (Ed.), A Companion to Psychological Anthropology (140-167). London: Blackwell

Ockleford, E. M. et al. (1988). Responses of neonates to parents' and others' voices. Early Human Development 18 (1), 27-36

Ogletree, B. et al. (2007). Examining effective intervention practices for communication impairment in autism spectrum disorders. Exceptionality 15 (4), 233-247

O'Neill, D. K. (2005). Talking about „new" information: The given/new distinction and children's developing theory of mind. In: Astington, J. W. & Baird J. A. (Ed.), Why Language Matters for Theory of Mind (84-105). Oxford: University Press

Osterling, J. & Dawson, G. (1994). Early recognition of children with autism: A study of 1st birthday home videotapes. Journal of Autism and Developmental Disorders 24 (3), 247-257

Panerai, S. et al. (1997). The TEACCH strategy in mentally retarded children with autism: a multidimensional assessment. Pilot study. Journal of Autism and Developmental Disorders, 27 (3), 345-347

Panerai, S. et al. (1998). Use of structured teaching for treatment of children with autism and severe and profound mental retardation. Education and Training in Mental Retardation and Developmental Disabilities 33 (4), 367-374

Panerai, S. et al. (2002). Benefits of the Treatment and Education of Autistic and Communication Handicapped Children (TEACCH) programme as compared with a non-specific approach. Journal of Intellectual Disability Research 46 (4), 318-327

Papousek, H. & Papousek, M. (2002). Intuitive Parenting. In: Bornstein, M. H. (Ed.), Handbook of Parenting. Volume 2: Biology and Ecology of Parenting (183-206). Mahwah, New Jersey: Lawrence Erlbaum Associates Publishers

Paradis, J. et al. (2003). Bilingual children with specific language impairment: How do they compare with their monolingual peers? Journal of Speech, Language and Hearing Research 46 (1), 113-127

Pascalis, O. et al. (1995). Mother's face recognition by neonates: A replication and an extension. Infant Behavior and Development 18 (1), 79-85

Paul, R. (1997). Facilitating transitions in language development for children using AAC. Augmentative and Alternative Communication 13, 141-148

Paul, R. (2005). Assessing communication in autism spectrum disorders. In: Volkmar, F. et al. (Ed.), Handbook of Autism and Pervasive Developmental Disorders. Volume 2: Assessment, Intervention, and Policy (99-830). New York: Wiley & Sons

Paul, R. et al. (2003). Assessing pragmatic skills in individuals with autism and related disorders. Paper from the National Convention of the American Speech-Language-Hearing Association, Chicago, IL. Zitiert nach: Paul, R. (2005). Assessing communication in autism spectrum disorders. In: Volkmar, F. et al. (Ed.), Handbook of Autism and Pervasive Developmental Disorders. Volume 2: Assessment, Intervention, and Policy (799-830). New York: Wiley & Sons

Paul, R. et al. (2011). Out of the mouths of babes: vocal production in infant siblings of children with ASD. Journal of Child Psychology and Psychiatry 52 (5), 588-598

Pegg, J. E. et al. (1991). Preference for infant-directed over adult-directed speech: Evidence from 7-week-old-infants. Infant Behavior and Development 15, 325-345

Petersen, J. M. (2010). Lexical Skills in Bilingual Children with Autism Spectrum Disorder. Vancouver: University of British Columbia

Peterson, S. L. et al. (1995). Effects of altering communicative input for students with autism and no speech. Augmentative and Alternative Communication 11 (2), 93-100

Pexman et al. (2011). Processing of ironic language in children with high-functioning autism spectrum disorder. Journal of Autism and Developmental Disorders 41 (8), 1097-1112

Piaget, J. (1969). Nachahmung, Spiel und Traum. Die Entwicklung der Symbolfunktion beim Kinde. Stuttgart: Klett Verlag

Pinker, S. (1994). The Language Instinct. New York: Harper Collins

Potter, C. & Whittaker, C. (2001). Enabling Communication in Children with Autism. London: Jessica Kingsley Publishers

Prizant, B. & Duchan, J. (1981). The functions of immediate echolalia in autistic children. Journal of speech and hearing disorders 46 (3), 241-249

Probst, P. (2009). Bericht zur aktuellen Situation der „Gestützten Kommunikation" (Facilitated Communication/FC) in Sonderpädagogik und Behindertenhilfe im deutschsprachigen Raum – unter besonderer Berücksichtigung von Maßnahmen zur Prävention FC-verursachter Schäden. Heilpädagogische Forschung 35, 99-107

Pronovost , L. et al. (1966). A longitudinal study of speech behavior and language comprehension in fourteen children diagnosed as atypical or autistic. Exceptional Children 33 (1), 19-26

Rapin, I. & Dunn, M. (2003). Update on the language disorders of individuals on the autistic spectrum. Brain and Development 25 (3), 166-72

Ratner, N. & Bruner, J. (1978). Games, social exchange and the acquisition of language. Journal of Child Language, 5 (3), 391-401

Reddy, V. (1991). Playing with others' expectations: Teasing and mucking about in the first year. In: Whiten, A. (Ed.), Natural Theories of Mind (143-158). Oxford: Blackwell

Remschmidt, H. (2008). Autismus. Erscheinungsformen, Ursachen, Hilfen. München: C.H. Beck

Riches, N. G. et al. (2008). Sentence repetition in adolescents with specific language impairments and autism: an investigation of complex syntax. International Journal of Language and Communication Disorders 45 (1), 47-60

Roberts J. A. et al. (2004). Tense marking in children with autism. Applied Psycholinguistics 25 (3), 429-448

Rogers, S. J. (2006). Evidence-based interventions for language development in young children with autism. In: Charman, T. & Stone, W. (Ed.), Social and Communication Development in Autism Spectrum Disorders. Early Identification, Diagnosis, and Intervention (143-179). New York: The Guilford Press

Rogers, S. J. et al. (1986). An approach for enhancing the symbolic, communicative, and interpersonal functioning of young children with autism and severe emotional handicaps. Journal of Division of Early Childhood 10 (2), 135-148

Rogers, S. J. & Dawson, G. (2010). Early Start Denver Model for Young Children with Autism. Promoting Language, Learning, and Engagement. New York: The Guilford Press

Rogers, S. J. & Pennington, B. F. (1991). A theoretical approach to the deficits in infantile autism. Development and Psychopathology 3 (2), 137-162

Rollert, B. & Kastner-Koller, U. (2007). Praxisbuch Autismus für Eltern, Erzieher, Lehrer und Therapeuten. München: Urban & Fischer

Rollins, P. R. & Snow, C. (1998). Shared attention and grammatical development in typical children and children with autism. Journal of Child Language 25 (3), 653-673

Rousseau, M. K. et al. (1994). Sentence combining as a technique for increasing adjective use in writing by students with autism. Research in Developmental Disabilities 15 (1), 19-37

Rundblad, G. & Annaz, D. (2010). The atypical development of metaphor and metonymy comprehension in children with autism. Autism 14 (1), 29-46

Russo, D. C. et al. (1978). A comparison of human automated instruction for children with autism. Journal of Abnormal Child Psychology 6 (2), 189-201

Rutter, M. (2005). Aetiology of autism: findings and questions. Journal of Intellectual Disability Research, 49 (4), 231-238

Rutter, M. et al. (1999). Quasi-autistic patterns following severe early global privation. Journal of Child Psychology and Psychiatry 40 (4), 537-549

Saldana, D. & Frith, U. (2007). Do readers with autism make bridging inferences from world knowledge? Journal of Experimental Child Psychology 96 (4), 310-319

Sadoski, M. & Paivio, A. (2001). Imagery and Text: A Dual Coding Theory of Reading and Writing. Mahwah, New Jersey: Lawrence Erlbaum Associates

Schlosser, R. et al. (1995). The effects of speech output technology in the learning of graphic symbols. Journal of Applied Behavior Analysis 28 (4), 537-549

Schopler, E. (1994). A statewide program for the treatment and education of autistic and related communication handicapped children (TEACCH). Psychoses and Pervasive Developmental Disorders 3 (1), 91-103

Schopler, E. et al. (1995). Structured teaching in the TEACCH system. In: Schopler, E. & Mesibov, G. B. (Ed.), Learning and Cognition in Autism: Current Issues in Autism (243-268). New York, NY: Plenum

Schreibman, L. & Ingersoll, B. (2005). Behavioral interventions to promote learning in individuals with autism. In: Volkmar, F. et al. (Ed.), Handbook of Autism and Pervasive Developmental Disorders. Volume 2: Assessment, Interventions, and Policy (882-897). New York: Wiley & Sons

Schuhmann, C. M. & Amaral, D. G. (2006). Stereological analysis of amygdala neuron number in autism. Journal of Neuroscience 26 (29), 7674-7679

Schwartz, L.S. et al. (1998). The picture exchange communication system: Communicative outcomes for young children with disabilities. Topics in Early Childhood Special Education 18 (3), 144-159

Schwarz, M. (1996). Einführung in die Kognitive Linguistik. Tübingen: A. Francke Verlag

Scott-Van Zeeland, A. A. et al. (2010). Reward processing in autism. Autism Research 3 (2), 53-67

Senju, A. et al. (2004). Reflexive orienting in response to eye gaze and an arrow in children with and without autism. Journal of Child Psychology and Psychiatry 45 (3), 445-458

Seung, H. et al. (2006). Intervention outcomes of a bilingual child with autism. Journal of Medical Speech-Language Pathology 14 (1), 53-63

Sheinkopf, S. J. et al. (2000). Vocal atypicalities of preverbal autistic children. Journal of Autism and Developmental Disorders 30 (4), 345-354

Shulman, C. & Guberman, A. (2007). Acquisition of verb meaning through syntactic cues: A comparison of children with autism, children with specific language impairment (SLI) and children with typical language development (TLD). Journal of Child Language 34 (2), 411-423

Silberberg, N. E. & Silberberg, M. C. (1971). Hyperlexia: The other end of the continuum. Journal of Special Education 5 (3), 233-242

Silver, K. (2005). Assessing and Developing Communication and Thinking Skills in People with Autism and Communication Difficulties. Philadelphia: Jessica Kingsley Publishers

Skinner, B. F. (1957). Verbal Behavior. Acton: Copley Publishing Group

Smith Myles, B. et al. (2002). Analysis of reading skills in individuals with Asperger syndrome. Focus on Autism and other Developmental Disorders 17 (1), 44-47

Snowling, M. & Frith, U. (1986). Comprehension in "hyperlexic" readers. Journal of Experimental Child Psychology 42 (3), 392-415

Son, S. H. et al. (2006). Comparing two types of augmentative and alternative communication systems for children with autism. Pediatric Rehabilitation 9 (4), 389-395

Steege, M. et al. (1990). Use of negative reinforcement in the treatment of self-injurious behavior. Journal of Applied Behavior Analysis 23 (4), 459-467

Stefanatos, G. A. & Baron I. S. (2011). The ontogenesis of language impairment in autism: A neuropsychological perspective. Neuropsychology Review 21 (3), 252-270

Stiebel, D. (1999). Promoting augmentative communication during daily routines: A parent problem-solving intervention. Journal of Positive Behavior Interventions 1 (3), 159-169

Strong, C. (1998). Strong Narrative Assessment Procedure (SNAP). Eau Claire, WI: Thinking Publifications

Sundberg, M. L. & Partington, J. W. (1998). Teaching Language to Children with Autism or other Developmental Disabilities. Concord, CA: AVB-Press

Szagun, G. ([2]2008). Sprachentwicklung beim Kind. Ein Lehrbuch. Weinheim: Beltz-Verlag

Tager-Flusberg, H. (1981). Sentence comprehension in autistic children. Applied Psycholinguistics 2 (1), 5-24

Tager-Flusberg, H. (1995). 'Once upon a rabbit': Stories narrated by autistic children. British Journal of Developmental Psychology 13, 45-59

Tager-Flusberg, H. (2001a). Understanding the language and communicative impairments in autism. International Review of Research in Mental Retardation 23, 185-205

Tager-Flusberg, H. (2001b). A re-examination of the theory-of-mind hypothesis of autism. In: Burack, J. et al. (Ed.), The Development of Autism: Perspective from Theory and Research (173-194). Mahwah, New Jersey: Erlbaum

Tager-Flusberg, H. (2006). Defining language phenotypes in autism. Clinical neuroscience research 6 (3), 219-224

Tager-Flusberg, H. et al. (2005). Language and communication in autism. In: Volkmar, F. et al. (Ed.), Handbook of Autism and Pervasive Developmental Disorders. Volume 1 – Diagnosis, Development, Neurobiology, and Behavior (335-365). New York: Wiley & Sons

Tager-Flusberg, H. & Anderson, M. (1991). The development of contingent discourse ability in autistic children. Journal of Child Psychology & Psychiatry & Allied Disciplines 32 (7), 1123-1134

Tager-Flusberg, H. & Joseph, R. M. (2005). How language facilitates the acquisition of false-belief understanding in children with autism. In: Astington, J. W. & Baird J. A. (Ed.), Why Language Matters for Theory of Mind (266-297). Oxford: University Press

Tager-Flusberg, H. & St. James, P. J. (1994). An observational study of humor in autism and Down syndrome. Journal of Autism and Developmental Disorders 24 (5), 603-617

Tager-Flusberg, H. & Sullivan, K. (1995). Attributing mental states to story characters: A comparison on narratives produced by autistic and mentally retarded individuals. Applied Psycholinguistics 16 (3), 241-256

Tincani, M. (2004). Comparing the Picture Exchange Communication System and Sign Language Training for children with autism. Focus on Autism and other Developmental Disabilities 19 (3), 152-163

Tjus, T. et al. (1998). Gains in literacy through the use of a specially developed multimedia computer strategy. Autism 2 (2), 139-156

Tomasello, M. (2008). Origins of Human Communication. Cambridge: MIT

Trabasso, T. et al. (1984). Causal cohesion and story coherence. In: Mandl, H. (Ed.), Learning and Comprehension of Text (83-111). Hillside, NJ: Erlbaum

Trabasso, T. & Sperry, L. L. (1985). Causal relatedness and importance of story events. Journal of Memory and Language 24 (5), 595-611

Tsatsanis, K. D. et al. (2003). Reduced thalamic volume in high-functioning individuals with autism. Biological psychiatry 53 (2), 121-129

Tseng, V. & Fuligni, A. J. (2000). Parent-adolescent language use and relationships among immigrant families with east Asian, Filipino and Latin American background. Journal of Marriage & Family 62 (2), 465-476

Turati, C. et al. (2007). Newborn's face recognition over changes in viewpoint. Cognition 106 (3), 1300-1321

Varanda, C. & Ferndandes, F. (2011). Syntactic awareness: probable correlations with central coherence and non-verbal intelligence in autism. Jornal da Sociedade Brasileira de Fonoaudiologia 23 (2), 142-151

Volkmar, F. R. (1987). Diagnostic issues in the pervasive developmental disorders. Journal of Child Psychology and Psychiatry 28 (3), 365-369

Volkmar, F. R. et al. (1986). An evaluation of the DSM-III-criteria for infantile autism. Journal of the American Academy of Child Psychiatry 25 (2), 190-197

Walker, M. (1980). Makaton Vocabulary. Surrey, UK: The Makaton Vocabulary Development Project

Wang, A. et al. (2006). Neural basis of irony comprehension in children with autism: The role of prosody and context. Brain 129 (4), 932-943

Watson, L. et al. (2007). The first year inventory: retrospective parent responses to a questionnaire designed to identify one-year-olds at risk for autism. Journal of Autism and Developmental Disorders 3, 49-61

Whalon, K. J. et al. (2009). Evidence-based reading instruction for individuals with autism spectrum disorders. Focus on Autism and other Developmental Disabilities 24 (1), 3-16

Wharton, R. H. et al. (2000). Children with special needs in bilingual families: A developmental approach to language recommendations. ICDL Clinical Practice Guidelines. The Unicorn Children's Foundation: ICDL Press, 141-151

Wetherby, A. M. (2006). Understanding and measuring social communication in children with autism spectrum disorders. In: Charman, T. & Stone, W. (Ed.), Social and Communication Development in Autism Spectrum Disorders. Early Identification, Diagnosis, and Intervention (3-35). New York: The Guilford Press

Wetherby, A. M. et al. (2000). Understanding the nature of communication and language impairments. In: Wetherby, A. M. & Prizant, B. M. (Ed.), Autism Spectrum Disorders: A Transactional Developmental Perspective (109-142). Baltimore: Paul H. Brookes Publishing

Whittaker C. A. (2011). The speech aversion hypothesis has explanatory power in a minimal speech approach to aloof, non-verbal, severe autism. Medical Hypothesis 78 (1), 15-22

Whittaker, C. A. & Reynolds, J. (2000). Hand signaling in dyadic proximal communication: social strengths of children with autism who do not speak. Child Language, Teaching, and Therapy 16 (1), 43-57

Wilken, E. (2010). Sprachförderung bei Kindern mit Down-Syndrom: Mit ausführlicher Darstellung des GuK-Systems. Stuttgart: Kohlhammer Verlag

Wilkins, A. J. (2003). Reading Through Colour. Chichester: Wiley

Williams, D. (1995). Somebody Somewhere. London: Jessica Kingsley Publishers

Williams, C. et al. (2002). Do children with autism learn to read more readily by computer assisted instruction or traditional book methods?: A pilot study. Autism, 6 (1), 71-91

World Health Organization (WHO) (1992). The ICD-10 classification of mental and behavioral disorders. Clinical descriptions and diagnostic guidelines. Genf: World Health Organization

Yirmiya, N. et al. (2006). The development of siblings of children with autism at 4 and 14 months: social engagement, communication, and cognition. Journal of Child Psychology and Psychiatry 47 (5), 511-523

Zollinger, B. (2000). Spracherwerbsstörungen. Grundlagen zur Früherfassung und Frühtherapie. 6. Auflage, Wien: Haupt-Verlag